国家一级出版社
全国百佳图书出版单位

中医绝学系列

上工养生话

U0260856

拔罐

第2版

丛书主编 崔承斌

本册主编 周 勇 崔承斌

赠送
穴位挂图及
示范光盘

老祖宗传下来的长寿秘诀
一看就懂，一学就会

西安交通大学出版社
XI'AN JIAOTONG UNIVERSITY PRESS

内容提要

本书分为上下篇两部分:上篇为基础篇,介绍了拔罐疗法的基础知识等内容;下篇为治疗保健篇,详细讲解了拔罐疗法在内、外、妇、儿等各科疾病中的具体应用及常用保健拔罐法。全书内容丰富、图文并茂,并附有国家标准人体经络穴位挂图、国家标准耳穴挂图、常用人体标准穴位表及真人操作 VCD 光盘,便于读者学习掌握。本书不仅是广大中医爱好者的良师益友,也可作为医务人员的参考书。

图书在版编目(CIP)数据

上工养生话拔罐/崔承斌等主编. —2 版. —西安:西安交
通大学出版社,2013.8
ISBN 978 - 7 - 5605 - 5447 - 1

Ⅰ.①上… Ⅱ.①崔… Ⅲ.①拔罐疗法 Ⅳ.①R244.3

中国版本图书馆 CIP 数据核字(2013)第 161991 号

书　　名	上工养生话拔罐(第 2 版)
丛书主编	崔承斌
本册主编	周　勇　崔承斌
责任编辑	张沛烨　李　晶
出版发行	西安交通大学出版社
	(西安市兴庆南路 10 号　邮政编码 710049)
网　　址	http://www.xjtupress.com
电　　话	(029)82668357　82667874(发行中心)
	(029)82668315　82669096(总编办)
传　　真	(029)82668280
印　　刷	陕西宝石兰印务有限责任公司
开　　本	787mm×1092mm　1/16　彩页 2 页　印张 13.625　字数 191 千字
版次印次	2013 年 8 月第 2 版　　2013 年 8 月第 1 次印刷
书　　号	ISBN 978 - 7 - 5605 - 5447 - 1/R · 323
定　　价	32.80 元

读者购书、书店添货、如发现印装质量问题,请与本社发行中心联系、调换。
订购热线:(029)82665248　(029)82665249
投稿热线:(029)82665546
读者信箱:xjtumpress@163.com

版权所有　侵权必究

中医绝学系列

《上工养生话拔罐》编委会

丛书主编：崔承斌

本册主编：周　勇　　崔承斌

副　主　编：于英伟　　杨明峰　　周青山

编　　　委：（按姓名拼音排序）

李世辉　　滕历梅　　王维青

邢孝民　　郑召善

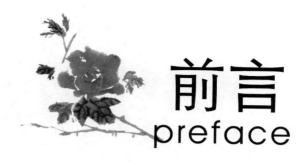

前言
preface

拔罐疗法是以中医基础理论为指导，以罐为工具，利用燃烧、抽吸等方法排除罐内的空气，使罐体吸附于体表特定部位，以调整机体功能、祛除疾病的一种独特治疗方法。

拔罐疗法历史悠久、源远流长，是中医学的重要组成部分。拔罐疗法能调整某些脏器功能，促使阴阳转化、消长，从而达到阴阳平衡、扶正祛邪的目的，还能调整气血、疏通经络、增强体质。通过拔罐使所闭之穴受到刺激，则所滞之气血亦缓缓通过其穴，而复其流行，调整气血的偏盛偏衰使体内阴阳失衡调和。拔罐疗法的治病范围十分广泛，对内、外、妇、儿等各科疾病都有治疗作用，既可单独应用，也可配合针刺、艾灸、温熨、敷贴、中药等方法，发挥其治疗和预防疾病的作用。希望本书的出版，能够为拔罐疗法更好地普及起到一些推动作用，能为广大人民群众的身体健康做出应有的贡献。

本书的出版得到了诸多老师的帮助，在此一并致谢。同时，希望广大读者为本书多提宝贵意见，以期再版时修正。

周 勇

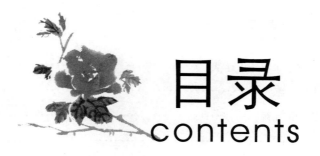

目录
contents

上篇 基础篇

一、拔罐疗法的基础知识

二、掌握拔罐

三、拔罐疗法的适应证和禁忌证

四、拔罐疗法的运用原则

五、拔罐疗法的指导理论

下篇　治疗保健篇

上 篇
基 础 篇

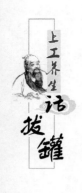

一、拔罐疗法的基础知识

（一）拔罐疗法概述

拔罐疗法是以罐为工具，利用燃烧、加热、抽吸等方法排除罐内的空气，造成负压，使罐吸附于体表特定部位（患处、穴位），产生广泛刺激，使被拔的局部组织充血和皮内轻微瘀血，促使经络畅通，以调整机体功能、恢复生理状态、祛除疾病、强壮身体为目的的一种物理性治疗方法。它是我国民间的一种医疗方法，至今已有两千多年的历史，有"百病皆治，是病可防"的作用。中医学认为，拔罐适用于治疗全身及四肢酸痛诸症。西医学认为，拔罐适用于某些疾病引起的疼痛、痉挛、应风寒疼痛、疲劳引起的肌肉疼痛、头痛眩晕、喘息、腹痛、一般伤风感冒、跌仆瘀血、痈疽脓疡及一些皮肤病和昆虫蜇伤等。拔罐疗法具有以下的特点和优点：

1. 经济易学，安全实用

拔罐疗法治疗疾病，由于拔罐的施术面积较大，对选穴的精确性要宽松许多，在某些部位，一罐下面可以含几条经脉，所以初学者不必担心"找不准穴位"。它操作简单，费用低廉，而且一般不会出现副作用，避免了服用药物给机体带来的损害和不良反应。

2. 缓解疼痛，立竿见影

拔罐疗法具有明显的缓解疼痛作用，无论内科的头痛，还是外科、伤科的软组织急慢性损伤等，大多可以当场见效，功效迅捷，实可谓"扎针拔罐子，病去一半子"。

3. 罐法多样，适用广范

有火罐、抽气罐等罐的种类，并且有留罐、闪罐、走罐等多种操作方法，不同的拔罐法各有其特殊的作用。水罐法以温经散寒为主；刺络拔罐法以逐瘀化滞、解闭通结为主;循经走罐还能改善各经的功能,有利于经络整体功能的调整。拔罐疗法还可以与针灸、推拿等多种非药物及药物疗法相结合,适用范围广。

(二)拔罐疗法的源流

拔罐疗法古称角法,是劳动人民在长期的生活和实践中逐渐总结和发展起来的,据专家考证:大约在公元前三世纪,就已经出现了拔罐治疗疾病的方法,在长沙马王堆出土的《五十二病方》中就已有了对于角法的记述,这是迄今所知先秦时期使用拔罐治疗疾病的最早记载。在晋代,已明确记录了角法的用法以及角器的制作方法。

在不同的历史时期,使用不同的方法和材料,汉代多以陶制罐具为主,这与汉代陶土烧制技术有着密切关系。从中国中医研究院中国医史博物馆收藏的近百件不同年代的罐具研究认为:黄河流域多应用陶罐,北方牧区多使用角罐,南方热带多运用竹罐……说明拔罐疗法与人类社会有着密切的关系。

早在唐朝在王焘著的《外台秘要》中就明确记录了拔罐疗法在外科之中的应用,同时还绘制了彩色经络穴位图《明堂孔穴图》,第一次将拔罐疗法同经络腧穴联系在一起。到了宋金元时期,拔罐疗法的名称,亦由“吸筒法”替换了“角法”。竹罐已完全代替了兽角。在操作上,则进一步由单纯用水煮的煮吸筒法发展为药筒法,即先将竹罐在按一定处方配制的药物中煮过备用,需要时再将此罐置于沸水中煮后,乘热拔在穴位上,以发挥吸拔和药物外治的双重作用。在明代拔罐疗法已经成为中医外科中重要的外治法之一,当时一些主要外科著作几乎都列有此法,主要用于吸拔脓血治疗痈肿。清代在拔罐工具上进行了革新,出现了陶土烧制成的陶罐,并正式提出了沿用至今的“火罐”一词。赵学敏著《本草纲目拾遗》中,专列了《火气罐》一节,对火罐的形状、应用范围、出处、大小、适应证、使用方法等,都有比较明确的记载,在书中还指出火罐可治风寒、头痛及风痹、眩晕等症。这是第一部对于拔罐疗法记述比较详细、完整的医学论著,使拔罐疗法得以总结规范,形成一个比较完整的医疗体系。其次,拔罐方法有较大进步,一改以往以病灶区作为拔罐部位,而采用吸拔穴位来提高治疗效果。同时,拔罐疗法的治疗范围也突破了历代以吸拔脓血疮毒为主的界限,开始应用于多种病症。

一 拔罐疗法的基础知识

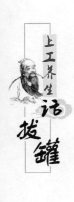

解放后,随着医药卫生事业的不断发展,拔罐这种毫无化学疗法副作用的物理疗法,逐渐被重视起来,并使其临床应用范围不断扩大,罐的种类随着科技的进步丰富起来,在以前的竹罐、陶罐、角罐的基础上,增加了玻璃罐、抽气罐、多功能拔罐器等不同材料,操作方法也从水煮、火烧,增加了抽排空气的方法,使操作更加简便。

(三)拔罐疗法的治病机理

以前人们对拔罐疗法治疗疾病的确切机理并不太清楚。随着科学的发展,医学研究模式的改变,人们开始对非药物疗法认可和接受,拔罐疗法得到了广泛应用和深入研究,中医学和西医学对此都做了大量的阐述。

1. 传统医学角度

拔罐疗法是以中医基础理论为指导,根据中医的阴阳五行学说、脏腑经络学说形成的一套独立的治疗手段。中医认为疾病是由致病因素引起机体阴阳的偏盛偏衰,人体气机升降失常,脏腑气血功能紊乱所致。当人体受到外邪的侵袭或情志内伤后,即可导致脏腑功能失调,产生如瘀血、气郁、痰饮、宿食、水浊、邪火等病理产物,这些病理产物又是致病因子,通过经络和穴位走窜机体,逆乱气机,滞留脏腑,淤阻经脉,最终导致种种病症。

拔罐疗法可以使穴位受到刺激,循经络传导,则所滞之气血亦缓缓通过其穴,而复其流行,从而营卫调和,经络疏通,抵抗外邪,保卫机体。还能调整某些脏器功能,促使阴阳转化、消长,从而达到阴阳平衡、扶正祛邪的目的。拔罐产生的真空负压有一种较强的吸拔之力,其吸拔力作用在经络穴位上,可将毛孔吸开并使皮肤充血,使体内的病理产物从皮肤毛孔中吸出体外,从而使经络气血得以疏通,使脏腑功能得以调整,达到防治疾病的目的。通过拔罐对皮肤、毛孔、经络、穴位的吸拔作用,可以引导营卫之气始行输布,鼓动经脉气血,濡养脏腑组织器官,温煦皮毛,同时使虚衰的脏腑功能得以振奋,畅通经络,调整机体的阴阳平衡,使气血得以调整,从而达到健身祛病疗疾的目的;还通过其温热、机械刺激及负压吸引作用,吸出筋肉血脉中的风寒和湿气,从而使脉络之邪祛除,气血畅通,起到消肿止痛、除湿逐寒、通利关节的作用,即所谓"不通则痛"、"通则不痛"。拔罐通过对经络、穴位局部产生负压吸引作用,使体表组织产生充血、淤血等变化,改善血液循环,使经络气血畅通,五脏六腑得到营养,活血散瘀,促进血循环。对于疖疮脓疡之类未成脓者则可在负压吸引作用下,使毒血吸出,气血疏通,瘀阻消散,已成脓者则托毒排脓,症状迅速减轻。

2. 现代医学角度

在传统认识的基础上,利用现代科学技术,对拔罐疗法的治病机理做了深入研究,其对机体的作用可以归纳为以下几点:

（1）机械刺激作用

拔罐疗法是一种刺激疗法,通过罐内的负压,使局部组织充血、水肿,产生刺激作用和生物学作用。负压也可使局部毛细血管破裂而产生组织淤血、放血,发生溶血现象,红细胞的破坏、血红蛋白的释放,使机体产生了良性刺激作用。同时负压的形成牵拉了神经、肌肉、血管以及皮下的腺体从而引起一系列的神经内分泌反应。

（2）温热刺激作用

拔罐疗法的温热作用当以传统的火罐、水罐、药罐较为明显。新型的负压吸罐同样能使局部产生温热作用。血管的扩张、血流量的增加,可改善皮肤的血液供应和营养供给,增强皮肤深层细胞的活力、血管壁的通透性、细胞的吞噬能力,从而使局部温度升高;同时增加局部组织的耐受性和抗病能力,通过反射机制调整全身。

（3）解毒作用

皮肤内的汗腺和皮脂腺都有分泌和排泄的作用,拔罐所产生的负压可使汗腺和皮脂腺功能加强,协助和加强了肾脏排泄体内新陈代谢的废物;同时也可使皮肤表层衰老细胞脱落;负压使皮肤表面产生微气泡溢出,排除组织血液的"废气",加强了局部组织的气体交换,从而使体内的废物、毒素加速排出,加强了新陈代谢。

（4）生物作用

拔罐对身体的刺激可产生广泛的体内生物学变化和作用。

拔罐所产生的充血、淤血导致血液往复灌注,毛细血管扩张,血液循环加快;负压的良性刺激,通过神经-内分泌调节血管舒、缩功能和血管壁的通透性,增强局部血液供应而改善全身血液循环。拔罐所产生的充血、淤血以及排汗解毒、气体交换等,都是体内新陈代谢的一部分。血液循环的改善,血液成份以及体内酶、内分泌等的变化,都直接或间接地促进了新陈代谢。拔罐所产生的毛细血管破裂,自身

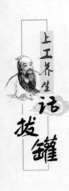

溶血现象,对机体产生一系列良性刺激,通过神经系统对人体的组织器官产生双向调节作用,增强其功能活力,白细胞的吞噬作用加强,皮肤对外界变化的耐受力和敏感性增强,这些在不同程度上提高了机体的抗病能力。

拔罐时罐体对皮肤和浅层肌肉吸吮、熨刮、牵拉、挤压的良性刺激,直接改善了局部的内环境,加速血液循环,促进新陈代谢,减少或消除了致痛物质如:K^+、Na^+、组织胺、5-羟色胺、前列腺素等对神经末梢的刺激,使代谢废物及时清除,缓解痉挛,改善缺氧,复位组织器官,恢复内外平衡,提高了痛阈,解除了疼痛。这也是拔罐疗法对疼痛性疾病有明显疗效的基础。通过拔罐的机械、温热等作用,对于炎症、损伤、压迫等造成的局部组织缺氧、粘连、痉挛等,改善血液循环,减轻或消除粘连,恢复肌肉及关节功能活动。从而起到了松弛粘连、伸展肌肉、整复异位、解除压迫,促进了关节功能活动,调整了局部组织结构和功能。

(5)负压作用

人体内负压的正常与否,直接影响人的身体健康状况。人体内所存在的负压与体外自然界的大气压力所呼应,共同规范了人体各部位的形状;人体内负压充斥在脏腑、骨骼、肌肉、神经等的每个角落,保障人体各组织、器官的功能正常有序。负压的恒定状态通过运动和传递来实现,每个人都具备自动微调体内负压的能力,体外环境的微弱变化和体内各部位的微恙都是可以不治自愈的。超出自我调节能力的负压失衡,如长时间工作生活在空调室内、烟酒过量、坐立姿式错误等所引起的体内负压失衡,其表现症状就是平常所见到的各种疾病,这就需要应用一定的方式,经过外力的调节来恢复体内负压的正常,从根本上消除疾病。

拔罐即利用火或抽吸空气使罐内产生适量的负压,并使罐内负压作用于患者体内相应部位,帮助患者自然调整,调节体内负压,火罐中的负压是由燃烧产生的,其强度由火罐容积和燃烧时间控制,抽气罐可以由操作抽气筒来控制负压大小。准确地掌握火罐内负压的范围和深度,是能否正确地调节体内负压状态,使之恢复正常的关键。根据患者体内负压失衡的不同程度和状态,将有适量负压的罐置放于相应的穴位上,罐中负压通过运动和传递的方式,与患者体内负压相互通透,激活患者体内负压。在外部负压的干预下,体内负压开始活跃,运动和传递的速度加快,并趋近于平衡,迫使病变部位或组织器官功能逐步恢复正常。同时患者自动调节体内负压的能力也会不断增强。痊愈后，已增强的自我调节能力会长期存在。

（6）对器官和组织的调整，调节神经平衡

拔罐疗法还对心率、血液循环、血压及呼吸、消化、神经、内分泌等系统具有双向的良性调节作用。拔火罐对机体产生的良性刺激，可以通过皮肤感受器和血管感受器的反射途径传到中枢神经系统，调节兴奋与抑制过程，促使神经系统恢复平衡，使人感到轻松，病情随之好转或痊愈。拔罐对人体各系统许多器官和组织都有明显的调整作用，它可以使人体功能由不正常恢复到正常。拔罐对肝胆功能也具有良好的调整作用，可治疗胆绞痛等肝胆疾病。研究者发现在期门、阳陵泉、足三里等穴拔罐时，胆总管可出现规律性的收缩，蠕动明显增强，胆汁流量明显增加，肝功能及肝肿大可得到改变。

（四）拔罐疗法的应用

拔罐疗法能调整某些脏器功能，促使阴阳转化、消长，从而达到阴阳平衡、扶正祛邪的目的，还能调整气血、疏通经络、增强体质。通过拔罐使所闭之穴受到刺激，则所滞之气血亦缓缓通过其穴，而复其流行，调整气血的偏盛偏衰使体内阴阳失衡调和。在诊断和治疗方面及保健方面有着广泛的应用。

1. 诊断方面

拔罐疗法具有反映病候，协助诊断的作用，通过拔罐部位皮肤变化可以推断疾病的性质、部位及与内脏的关系。拔罐后色深伴局部发热者为热毒炽盛或阴虚火旺，局部不发热者为寒凝、阳虚、气虚；局部微痒或出现皮纹为受风等。如肩井穴出现紫斑、瘀点多为颈椎病气血淤滞型的表现。通过临床观察，下面对拔罐疗法在诊断方面的作用做以介绍：

（1）对水肿的早期诊断

心脏病、肾脏病、肝脏病、内分泌系统疾病、某些寄生虫病、营养不良均可能发生水肿。为了搞清楚是否有水肿，可以用罐子吸拔，起罐后如果发现患者的皮肤上呈现很多小水疱，这就证明病者确有水肿病。通过此法，来证实是否有水肿，从而判断疾病是处于什么阶段，以便制定治疗措施。

（2）对欲发斑疹的早期诊断

在拔罐处如有微小出血的现象，即证明毛细血管已经发生变化，这种变化

一 拔罐疗法的基础知识

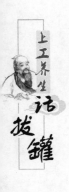

的原因,可能是麻疹、风疹、猩红热、斑疹伤寒等疾病引起的。这些病症在未发作前4～5日,用拔罐吸拔后,发现在皮肤上有些出血,而且呈紫块相重叠着,即预示将要发斑疹。

（3）判断疾病的轻重程度及转归

肌肉风湿症和类风湿性关节炎患者在拔罐治疗过程中,皮肤所呈现的颜色和斑纹逐渐减少,就证明此病患者的症状减轻,此时患者也感觉疼痛和关节活动情况逐渐好转;如果在拔罐部位皮肤所呈现的颜色和斑纹在逐渐增多增重,说明此类疾病的病情在转重。因此,借助拔罐可以判断病情的好转或恶化。

（4）对疾病的鉴别诊断

神经痛或高血压等症状的患者经过拔罐治疗后,拔罐部位皮肤呈现粉红或红色。如肌肉风湿症和类风湿性关节炎患者,拔罐部位的皮肤多呈现紫红色,并且在紫红色中常出现黑褐色斑纹。根据这些现象,可以帮助诊断和鉴别诊断。

（5）用于虚实辨证

在治疗以疼痛为主的风湿、类风湿性关节炎和腰肌劳损、肩周炎、急性腰扭伤、颈椎病等疾病的时候,根据患者的神、脉、症状,辨证为虚证、实证,以同样方法在肩、背、腰、四肢肌肉丰厚处拔罐。结果发现:实证在疼痛部位数次拔罐后,皮肤呈深紫色,经治疗后,疼痛减轻,拔罐部位肤色变浅;虚证患者的皮肤在疼痛部位首次拔罐后,皮肤呈浅红色,经治疗后,疼痛程度、皮肤肤色仍然同首次拔罐一样,并可见局部皮肤有压痕。此现象提示拔罐治疗实证效果好,虚证效果差。拔罐为这些疾病辨证及治疗方法的选择提供了依据。

2. 治疗方面

拔罐疗法以中医基础理论为指导,根据中医的阴阳五行学说、脏腑经络学说形成一套独立的治疗手段。因此它是以中医辨证论治为依据,以经络为基础,结合现代医学理论的一种治疗方法。拔罐疗法的治病范围十分广泛,不仅能够治疗慢性病,还能治疗急症和疑难病,不论内、外、妇、儿各科都有其适应证。既可单独应用,又可配合针刺艾灸、温熨敷贴或汤药内服,可获得相得益彰之效,而且具有预防疾病的作用。拔罐的适应证早已从早期的疮疡发展到用于内、外、妇、儿等各种病症,已经能治疗一般常见病、多发病达百种之多。特别是近年来,根据临床观察,一些从未用本法治疗过的疾病如白塞氏综合征、术后腹胀等,以及一些疑难急症如老年性慢性支气管炎、肺水肿,甚至如心脏病、银屑病等,使用本法也取得了意想不到的效果,闪罐法对高血压、心绞痛亦有明显疗效。具体将在后面的章节中专门论述。

3. 保健方面

中医学认为拔罐可以开泄腠理,扶正祛邪,疏通经络,调整气血。拔罐产生的负压有一种较强的吸拔之力,其吸拔力作用在经络穴位上,可将毛孔吸开并使皮肤充血,从而使经络气血得以疏通,使脏腑功能得以调整,达到防治疾病的目的。通过对经络、穴位的吸拔作用,可以引导营卫之气始行输布,鼓动经脉气血,濡养脏腑组织器官,温煦皮毛,同时使虚衰的脏腑功能得以振奋,畅通经络,调整机体的阴阳平衡,使气血得以调整,从而达到健身祛病疗疾的目的。中医认为"肾为先天之本",肾具有藏精气、主骨、生髓上通于脑、司二便的作用,与人体衰老有密切的关系。因此,用拔罐的方法补肾壮阳(女性可提高性功能),也是中老年人应常做的重要方法之一。

现代医学认为,拔罐治疗时罐内形成的负压作用,使局部毛细血管充血甚至破裂,红细胞破裂,表皮淤血,出现自家溶血现象,随即产生一种组胺和类组胺的物质,随体液周流全身,刺激各个器官,增强其功能活动,能提高机体的抵抗力。拔罐负压的刺激,能使局部血管扩张,促进局部血液循环,改善充血状态,加强新陈代谢,改变局部组织营养状态,增强血管壁通透性及白细胞吞噬活动,增强机体体能及人体免疫能力。罐内负压对局部的吸拔,能加速血液及淋巴液循环,促进胃肠蠕动,改善消化功能,加快肌肉和脏器对代谢产物的消除排泄。拔罐所产生的局部吸力,可造成所吸拔部位的浅层组织发生被动性充血,有助于改善机体组织的营养状况,调整血液循环,促进新陈代谢。

(五)罐象及不同罐象的意义

1. 罐象

由于病症、施术部位、罐具大小、施术方法、负压大小等均有不同,拔罐治疗后人体皮肤会有各种反应,这就是罐象,即拔罐后的阳性反应,如充血、瘀血、水泡、皮肤温度的改变等。罐象是由于拔罐时产生的负压有一种较强的吸拔之力,其吸拔力作用于经络穴位,在皮肤上则有相应的表现,出现相应的罐象,不同的罐象代表着不同疾病的性质和证候。图1

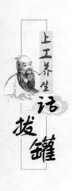

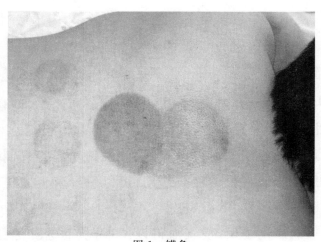

图1　罐象

2. 不同罐象的意义

（1）充血、瘀血的临床意义

拔罐后皮肤在真空负压的作用下都会有一定程度的皮肤隆起和充血、瘀血发生。如果皮肤充血、瘀血的颜色较鲜红，皮肤隆起的程度不明显，则为实证、热证；如果皮肤充血、瘀血的颜色较暗红发紫，皮肤隆起的程度明显，则为虚证、寒证。对瘀血性状的辨别，主要根据出血块的色泽、水分的多少进行辨别，如颜色鲜红、不易结块，则表示病情较轻；颜色黑紫、块大黏腻，则表示淤阻较重。部分患者皮肤反应明显或较重，出现深红、紫黑、青斑、触之微痛者多为瘀血热毒。

（2）水泡的临床意义

水泡的实质就是皮肤皮下"充水"。体内的痰、饮、水、湿等病理产物以及水分在负压的作用下透过皮下组织，进入并停留在皮肤中，这样就形成了水泡。水泡的大小和数量在很大程度上反应了机体内痰饮水湿的情况。水泡比较明显，数量较多，色白，周围皮肤温度不高则为寒湿证；水泡不太明显，数量较少，色微黄，或者浑浊，周围皮肤温度较高则为湿热证。拔罐起水泡的作用类似于灸法，经化验泡液成分为组织液与或多或少的红细胞，认为这样可直接减轻或消除软组织劳损处的无菌炎症。还可作为辨别患者体质、外邪性质的参考。

（3）皮肤温度改变的临床意义

拔罐后随着组织崩解产物入血或血球崩解产物的刺激，使产热增加或代谢旺盛，一般拔罐局部和周围的皮肤温度都会有不同程度的升高，从而达到皮肤温度上升的作用。适当的皮肤温度升高表明机体正气比较充足,抵抗力较好;如果皮肤温度明显升高则表明机体感受阳邪、实邪所致,或者患者的疾病证候为实证、热证;但有时候皮肤温度升高不明显甚至降低,说明是机体在感受风、寒、湿邪,或者所患疾病的证候为虚证、寒证。另外,采用较大面积拔罐可使血管扩张,达到皮肤温度下降的作用。

(4)皮肤渗出物性质的临床意义

一般拔罐后皮肤都会有少量的水气渗出,属于正常现象。在病理状态下,如果皮肤有大量的水气渗出,附于罐的表面,则表明机体内的痰、饮、水、湿比较严重。结合皮肤表面渗出物的颜色、性质可以对疾病做出一定的诊断。水分多则表示湿重,若为黄水则为湿热,若为清水则为寒湿。如果渗出物颜色淡白为寒证,质地稀薄则为虚寒证,质地黏稠则为实寒证;罐内较多水汽者多为湿气水饮。如果渗出物颜色淡黄或黄色为热证,质地稀薄则为虚热证,质地黏稠则为实热证。

(六)临床常用罐具及辅助用具

1.常用罐具

罐具的种类很多,目前临床常用的有:玻璃罐、竹罐、陶罐、抽气罐和角制罐金属罐,代用罐等。

(1)玻璃罐

系用耐热质硬的透明玻璃制成,形状如笆斗,肚大口小,口边微厚而略向外翻。分大、中、小三种型号。其优点是质地透明,使用时可直接观察局部皮肤的变化,便于掌握时间。临床应用最普遍,其缺点是容易破碎。图2

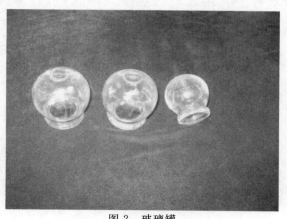

图2　玻璃罐

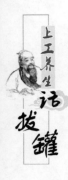

(2)竹罐

用坚固的细毛竹,截成长约 6～9cm 的竹管(不宜过长或过短,过长者重量较大,容易脱落,过短者由于管腔容积小,吸引力亦小,不易吸着),一端留节为底、一端为罐口,口径约为 3cm、4.5cm、6cm 不等。用刀刮去青皮及内膜,管壁的厚度约 0.6～1cm,用砂纸磨光,口圈必须平整光滑。临用前,可用温水浸泡几分钟,使竹罐质地紧密不漏空气然后再用。南方产竹,多用竹罐。竹罐的优点是轻巧、价廉、不易跌碎、比重轻、吸得稳、能吸收药液、且取材容易、制作简便,缺点是易爆裂漏气。现在市场上也可以买到各种尺寸的美观的商品竹罐。图 3

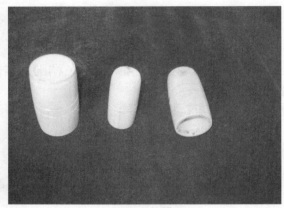

图 3　竹罐

(3)陶罐

用陶土烧制而成,罐的两端较小,中间略向外凸出,状如瓷鼓,底平,口径大小不一,口径小者较短,口径大者略长。这种罐的特点是里外光滑、吸拔力大、经济实用,北方农村多喜用之。缺点是质地较重,容易摔碎损坏,不透明,不能观察里面的皮肤变化。图 4

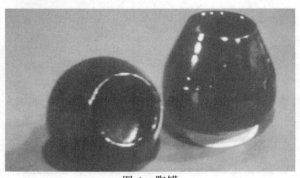

图 4　陶罐

（4）抽气罐

最早的抽气罐即用青霉素药瓶或类似的小药瓶，把瓶底切去磨平、磨光滑，瓶口的橡胶塞须保留完整，以便于抽气时使用。这种罐容易破碎且制作较繁琐，现在已经演变为多功能拔罐器，罐体透明，易于观察罐内皮肤变化，便于针罐、药罐、血罐等手法。罐口尺寸多样，适应人体各个不同部位，而且罐口边缘厚而外翻，适应多种手法，如走罐、留罐等。容易调节罐内负压而调整吸力的大小。操作简单方便，无火烧烫之虞，起罐容易，底端阀门排气，不易造成皮肤伤害，罐体坚韧耐用，易清洗消毒，比较适合家庭操作。图5

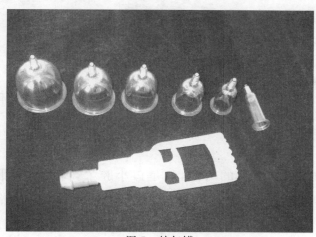

图5　抽气罐

橡皮排气球抽气罐：用橡皮排气球连接罐具而成。分成简装式（排气球与罐具均为橡胶制成一体，不可拆开）、精装式（罐具与排气球可以拆开，可根据需要临时选用适当的罐具）、组合式（排气球只在排气时连接罐具，罐具拔住之后，可以随时取下排气球，并可装在其它罐具上继续应用）。

电动抽气罐：即将罐具连接于电动吸引器。如"电动拔罐治疗仪"等。抽气罐的优点是可以避免烫伤，操作方法容易掌握，负压的大小可以调整等。而且可连接测压仪器，以随时观察负压情况。

（5）角制罐

是最古老的拔罐工具，用牛角或羊角加工制成，在牧区多见。用锯在角顶尖端实心处锯去尖顶，实心部分仍须留 1～2cm，不可锯透，作为罐底。口端用锯锯齐平，打磨光滑。长约 10cm，罐口直径分为 6cm、5cm、4cm 三种。其优点是经久耐用，缺点是不易消毒，而且不透明，不易观察罐内情况，现在基本淘

一　拔罐疗法的基础知识

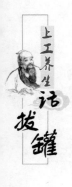

汰,应用很少。图 6

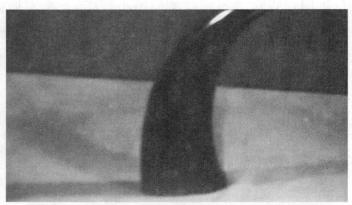

图 6　角制罐

（6）金属罐

用铜或铁皮制成,形状如竹罐,口径的大小不一。优点是不易破碎。缺点是传热太快,容易烫伤患者皮肤。目前也基本淘汰,应用很少。

（7）代用罐

在手边没有专门的罐具的时候,凡是口小腔大,口部光滑平整,不怕热,能产生一定吸拔力的器具均可选用作为代用罐,这也体现了拔罐疗法的灵活多样。临床最为人们所喜用的就是玻璃罐头瓶,其他如杯子、小口碗等均可。

2. 辅助用具

拔罐时还要用到许多其他的辅助工具,使用时可以根据条件灵活选用。

（1）燃料

首先是酒精,用于燃烧耗掉并排出罐内空气,产生负压。一般采用 95% 的酒精(亦可用高度白酒)。酒精的特点是燃烧迅速,形成的负压大,吸附力强。亦可用纸片作为燃料,但要防止纸灰烫伤皮肤。

（2）点火工具

一般是用止血钳夹着一个大小适中的棉球作为点火工具,也可以用一段较粗的铁丝,一端扎牢一个棉球或纱布、海绵等作为点火工具。蘸酒精时应注意不要蘸取过多,以免滴到患者身上造成烫伤。

（3）火源

打火机、火柴、蜡烛、酒精灯均可作为火种,其中以打火机和火柴最为常用。

（4）润滑液

在施行走罐等手法时,需要用到润滑剂涂抹到皮肤上。如液体石蜡油、甘油、红花油、凡士林油、按摩乳、家庭用植物油以及水等均可作为润滑液使用。

二、掌握拔罐

（一）拔罐疗法的分类

1. 火罐

利用热胀冷缩的原理,排去空气,即借燃烧时火焰的热力,排去罐内空气,使之形成负压而吸着于皮肤上,称火罐法。可分为四种:

（1）闪火法

这是最常用的方法之一,用一只手握住罐体,罐口朝下,用镊子夹着燃烧的软纸或酒精棉球,伸进罐体底部旋转一圈,迅速抽出,立即将罐叩在应拔的部位上。此时罐内形成负压即可吸住,负压的大小可以通过调节闪火和叩罐的速度来调节。需较大吸拔力时,可将燃烧的酒精棉球在罐内上中段的罐壁上涂擦,使酒精沾在罐壁上燃烧(注意不要将酒精沾在罐口,以免灼伤皮肤),然后迅速将棉球抽出,并将罐叩在应拔部位。此种方法因罐内无燃烧物,故可避免烫伤,适用于各种体位。注意运用闪火法时,棉絮蘸的酒精不宜过多,防止流下滴落到皮肤上,造成烫伤。图7

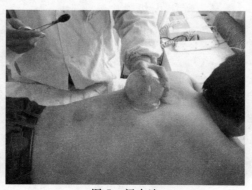

图7　闪火法

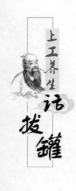

（2）投火法

用镊子夹住酒精棉球或纸片（用软质纸稍折叠，长度要略短于罐底至罐口的高度），点燃后投入罐内，迅速将罐叩在应拔部位，并稍加按压。这种方法，因罐内有燃烧物质，为防止烧着的纸或酒精棉球落下来烧伤皮肤，患者最好取侧位，罐子呈水平横拔，或预先在施术部位按罐口大小，放个薄面饼或一层用水湿过的薄纸，然后再拔。这种方法简便实用，无需酒精，但不适合走罐、转罐等手法。注意运用投火法时，动作要敏捷，以免烫伤。

（3）贴棉法

取一块大小约 1～2cm 见方的脱脂棉薄片（不宜过厚），置酒精内浸湿，贴在罐内壁中段，用火点燃后迅速将罐叩在应拔部位上。用此法时应注意棉片所浸含的酒精应适中，太多的酒精燃着后滴到罐口，烧伤皮肤，过少则贴不到罐壁上。本法较适用于侧面横拔位。注意在运用贴棉法时，一定要防止和避免燃着的棉花脱落，拧在患者的身上，造成灼、烫伤。

（4）架火法

用一不易燃烧及传热的块状物（如水果、块状蔬菜、面饼等），直径 2～3cm，要小于罐口直径，放在被拔部位上，上置小块酒精棉球，点燃后将罐叩上，可产生较强吸力，使罐吸住。注意在运用架火法时，患者一定不能活动，以免让燃着的火架歪倒或倾斜，烧伤患者的皮肤。另外，拔罐时，一定要准确，避免火焰扑灭。

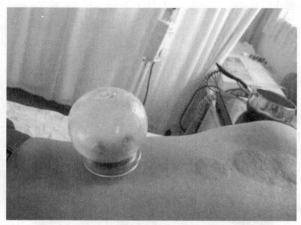

图 8　架火法

（5）滴酒法

将白酒或酒精滴入罐内 1～2 滴，小罐 1 滴，大罐 2 滴，转动罐体使其分布均匀于罐体和罐底，点燃后迅速吸拔于施术穴位，要求动作协调、轻柔、迅速。注意不要将酒精滴到罐口，以免烫伤。

2. 抽气罐

抽出空气，先将抽气罐紧叩于需要拔罐的部位上，用抽筒从橡皮塞中抽出瓶内空气，使瓶内产生负压，即能吸住。或用抽气筒套在塑料罐活塞上，将空气抽出，即能吸住。图 9

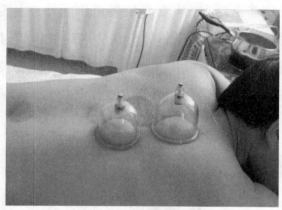

图 9 抽气罐

3. 水罐

利用煎煮水热力排去空气。一般应用竹罐，先将罐放在锅内加水煮沸，用时将罐倾倒用镊子夹出，甩去水液，或用折叠的毛巾紧扣罐口，乘热叩在皮肤上，即能吸住。注意拔罐时，必须甩尽罐内的热药液或热水，以免烫伤。图 10

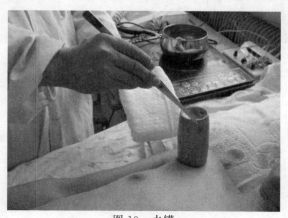

图 10 水罐

二掌握拔罐

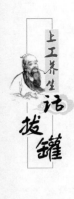

4. 塑胶罐

用挤压法将罐具置于特定部位,用力在罐底下压,排除罐内空气,松手后即可吸拔在体表,操作简单安全,但不宜控制压力和走罐等。

（二）不同的拔罐方法

1. 单罐法

单罐法即单罐独用,一般用于治疗病变范围比较局限的疾病。用于病变范围较小的部位或压痛点,可按病变或压痛范围大小选用适当口径的罐。如胃病在中脘处拔罐;肱二头肌长头肌腱炎在肩内陵处拔罐;冈上肌腱炎在肩髃处拔罐;如胸胁部挫伤,可取大或中号罐,在压痛明显处吸拔一罐;软组织扭挫伤、劳损选阿是穴;"网球肘"选肱骨外上髁处;痈疖切开后或自溃后在其上拔罐以排脓等。图 11

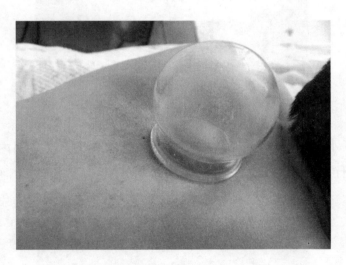

图 11　单罐法

2. 多罐法

多罐法即多罐并用,一般用于治疗病变范围比较广泛;病变处肌肉较丰满的疾病,或敏感反应点较多者,可根据病变部位的解剖形态等情况,酌情吸拔数个至十余个。多罐法可分为排罐法和散罐法。

（1）排罐法

是指沿某一条经络或某一肌束的解剖位置上顺序排列拔罐，该法多用于慢性陈旧性病变、内脏气血淤阻、神经肌肉疼痛等病症，如某一肌肉劳损时可按肌肉的走向成行排列吸拔多个火罐。间距可密可疏，间距密的（罐距小于3.5cm）称密排法，间距疏的（罐距大于7cm）称疏排法。

密排法　数量多而紧密，要注意间隔，否则罐间相互牵拉而致局部疼痛。该法多用于身强力壮，症状明显，反应剧烈，范围广泛的患者，如强直性脊柱炎沿风门、心俞、膈俞、胃俞、大肠俞等穴置罐。图12

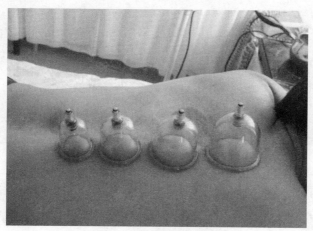

图12　排罐法-密排法

疏排法　数量少而稀疏，间隔5～7cm。该法多用于年老体弱、大病重病之后、儿童、反应不剧烈、症状模糊、耐受能力差的患者。图13

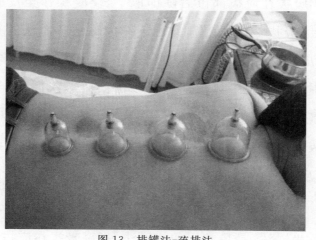

图13　排罐法-疏排法

二掌握拔罐

（2）散罐法

又叫星罐法，适用于一人多种疾病或一病多种表现，反应不明显而循经零散选穴拔罐的病症，如肩周炎选肩井、肩髎、肩贞、天宗、肩前、曲池等穴位；如坐骨神经痛沿环跳、承扶、殷门、委中、承山等穴置罐。图 14

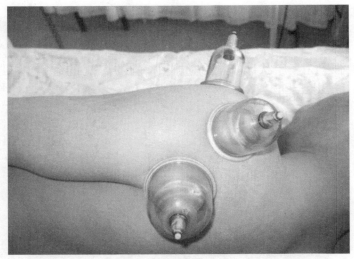

图 14　散罐法

此外如果病在肢体，一般除要在局部拔火罐外，还要在支配的神经根部选穴拔罐配合治疗，以提高治疗效果，称神经节段拔罐法。如膝关节炎、膝关节损伤，除在局部拔火罐外，还要在腰椎第 3～5 节和骶椎第 1～2 节拔火罐。

3. 闪罐法

闪罐法指罐吸拔在应拔部位后随即取下，反复操作至皮肤潮红时为止的拔罐方法，若连续吸拔 20 次左右，又称连续闪罐法。此法的兴奋作用较为明显，多用于局部皮肤麻木或功能减退的虚证。适用于肌肉痿弱、局部皮肤麻木或功能减退的虚弱病症及中风后遗症等。由于闪罐法属于充血拔罐法，拔后在皮肤上不留瘀紫斑，故较适合面部及爱美人士拔罐。运用闪罐法时应注意：罐子在反复闪拔中，罐子本身的温度也在迅速升高，故应备有多个罐子，交替使用，防止烫伤皮肤。

4. 留罐法

留罐法又称坐罐法，是最常用的拔罐法，指罐吸拔在应拔部位后留置一段时间的拔罐法,即拔罐后,留置 5～20min。罐大吸拔力强的应适当减少留罐时间,夏季及肌肤瘠薄处,留罐时间不宜过长,以免损伤皮肤。如需拔瘀血罐,时间可稍延长。但一般不要拔破皮肤和起水泡。留罐法可用于拔罐治疗的大部分病症。图 15

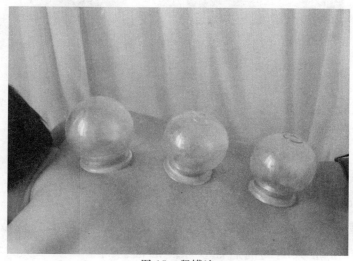

图 15　留罐法

5. 走罐法

走罐法又称推罐法、行罐法,本法最能体现出拔罐疏通经络的作用。一般用于面积较大,肌肉丰厚处,如腰背、臀髋、腿股等部位。本法宜选用罐口较大、罐口壁较厚且光滑的玻璃罐或有机玻璃罐,玻璃罐最好,操作前先在罐口或吸拔部位涂上一层薄薄的润滑剂,如液体石蜡、刮痧润肤油、凡士林(也可根据病情需要选用风油精、红花油、风湿油、药酒等提高疗效),便于滑动。用闪火法或抽气法将罐吸拔在皮肤上,循着肌肉骨骼走行或经络循行路线行走,动作柔和,移动时手握着罐体稍倾斜,后半边着力,前半边不用力略向上提,速度可快可慢,如此上下左右来回推拉移动数十次,此时走罐部位皮肤可见潮红、深红或起痧点,以皮肤出现红色并成鲜红色或紫黑色为度。多用于胸背、腰骶、腹部、大腿等面积较大、肌肉较丰厚的部位,常用于治疗麻痹、肌肉萎缩、神经痛和风湿痹痛等。在运用走罐(推罐)时,不能在骨骼突出处或小关节处、皮肤有皱褶或细嫩之处,以免损伤皮肤,或使吸拔的罐子漏气脱落。图 16

二　掌握拔罐

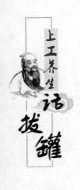

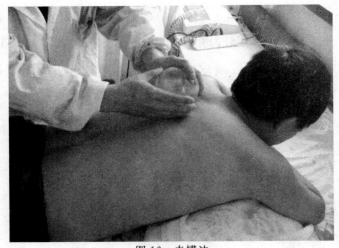

图16　走罐法

走罐法可分为直行走罐和旋转走罐。

（1）直行走罐

直行走罐是以单手握住罐体作直线移动,多用于背部脊柱双侧的肾经和膀胱经,也用于下肢大腿的前后面及小腿后面。

（2）旋转走罐

旋转走罐是以单手握住罐体作顺时针或逆时针旋转式移动,多用于腰骶、腹部或肩关节等部位。

6. 针罐法

针罐法是针刺与拔罐相结合的一种综合拔罐法,在临床上也颇为常用,其具体操作也可分为两类。

（1）留针拔罐法

选定穴位,针刺至得气,运用一定手法,留针于穴区,再在其上拔罐。吸拔法多采用架火法,即在针尾套一酒精棉球,点燃后叩罐。留罐 $10\sim20$min,最后起罐取针。此法多用于体位略变动影响不大的部位以及局部病痛而又病程较长者,如风湿病。

（2）不留针拔罐法

不留针拔罐法是指针刺后立即去针,或虽留针,但须至取针后,再在该部位拔罐的一种方法。吸拔方法可采用火罐中的任一方法。

近年来,有的临床工作者还将贮药罐法与针罐法相结合,研制出针药罐法。它是在留针的基础上,再吸拔一贮药罐,有助于提高疗效。但应注意的是,贮药罐内的药液应作高压无菌消毒,以防通过针眼发生污染;同时也不能用刺激性太强的药物。

注意运用针罐时,一定要找准穴位,先行针刺。待"得气"后,再叩罩上罐子,在叩罩罐子时,决不能撞压针,以免针刺过深,造成不应有的损伤,尤其胸、背部,针刺更不能过深。如果由于不慎撞压导致针刺过深,容易产生气胸。这在以往的实际操作过程中发生过,应该引起借鉴。

7. 刺络拔罐法

刺络拔罐法也称血罐法、刺血拔罐法。先用三棱针、梅花针(皮肤针)、注射针等按病变部位的大小和出血量的要求,针刺穴位或治疗部位(轻刺以皮肤出现红晕为度,中刺以微出血为度,重刺以点状出血为度),然后再拔罐并留罐,留罐时间长短按不同部位和病症需出血的量而定。一般出血量在数滴和数毫升之间。宜用透明罐具,手法快捷准确,刺入不宜过深,出血量控制在20mL以内,起罐后消毒棉球按压擦净,必要时涂龙胆紫、碘伏等消毒药水。本法具有开窍泻热、通经活络作用,多用于治疗各种实证、热证,适用于各种急慢性软组织损伤、高热、昏迷、痛症、局部瘀血、丹毒、神经痛、神经性皮炎等。出血性疾病或瘢痕体质者忌用本法。在运用刺络拔罐时,要掌握针刺的深浅、出血的多少。这一定要按病情而定,如果是实热证则可深刺并多出血,即所谓的"泻"法;如果是虚寒证则可浅刺少出点血,这为"补"法。但是,不管"泻"和"补",都不能出血过多,若是拔后,血出如喷泉,应该立即取罐止血。图17

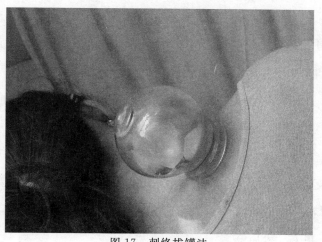

图17　刺络拔罐法

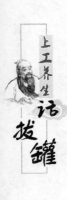

8. 平衡罐法

平衡罐法是指按交感神经和副交感神经效应区拔火罐,也就是内脏神经调节吸拔法。如果此病需提高交感神经效应时在胸、腰部拔火罐;此病需提高副交感神经效应时在颈、骶部拔火罐。如习惯性便秘的患者,多为交感神经兴奋性升高抑制胃肠蠕动,治疗时重点在腰、骶部拔火罐,能提高副交感神经兴奋,增加胃肠蠕动,达到治疗目的。

9. 指罐法

指罐法就是在需要拔罐治疗的穴位或患处先用手指代替针点按穴位(点穴)或点揉患部后再进行拔罐治疗的方法。指罐法同时兼有拔罐、针刺和按摩的共同作用,可提高拔罐治疗效果,扩大治疗范围,临床常用于治疗病情较急、疼痛剧烈之症,对软组织挫扭伤和劳损等症效果显著。

10. 发泡罐法

发泡罐法是指通过延长时间和增大吸拔力量等使罐内产生水泡(皮下充水)而达到治疗目的,与灸法的疤痕灸、发泡灸相类似。发泡与吸力、留罐时间、疾病性质等有关。如过敏性哮喘患者的膻中穴,酒精中毒患者的中脘穴易起水泡。临床多用于感冒、水湿、湿温、酒毒等寒湿为患的疾病。起罐后可见大小不等的微小水泡,晶亮在皮下,无痛苦,不必挑破,1～2天自行消退;亦可用灭菌针挑破放水,涂碘伏或龙胆紫消毒即可。本法忌用于水肿、瘢痕体质的患者。

11. 灸罐法

灸罐法是将拔罐与艾灸疗法相结合的方法。目的在于增强拔罐的刺激作用,以艾灸的药物和产生的温热作用来加强疏通经络、温经散寒、温化气血、祛除外邪等作用。一般是先行灸法再行拔罐。根据灸法的不同而分为单纯艾灸罐法、姜艾灸罐法、蒜艾灸罐法和药艾灸罐法四种。

(1)单纯艾灸罐法

选用艾条支架、框架和竹筒等方法(其中框架和竹筒中层由金属筛网做成),使艾绒燃烧产生的热量对皮肤产生刺激,以患者耐受为度,直到皮肤潮红,温灸 10min 左右,然后拔罐。

（2）姜艾灸罐法

将艾绒捻成根据病情需要大小不同的上尖下大的圆锥柱状,将生姜切成厚约 2mm 的薄片,用针刺小孔,贴在欲拔罐的穴位上,放上艾炷点燃,患者逐渐觉热并烧灼难忍时取走姜片,反复换姜艾,直到皮肤潮红为止,然后再行拔罐。

（3）蒜艾灸罐法

将大蒜切成厚约 2mm 的薄片,如姜艾灸罐法操作,多用于痤疮、气管炎、肠炎等感染性病症和风湿痹证。

（4）药艾灸罐法

根据病情在艾绒中加入适量药物粉末或易挥发药液,使药物燃烧后产生局部治疗或气味吸入的治疗作用,然后再行拔罐,其目的同药罐法。

12. 刮痧罐法

刮痧罐法是对刮痧和走罐的补充和加强。走罐受部位的限制,刮痧罐法可使用的部位则较广泛。用水牛角刮板或罐口将施术部位涂润肤油后刮红,甚至有暗红或紫斑,然后再行拔罐术,扩大了治疗范围。适用于体瘦颈短、病变范围稍大,不宜走罐和排罐的病症,采用刮罐,可以提高疗效。

13. 按摩罐法

按摩罐法是将按摩手法有机地根据病情、病位结合起来。或先拔罐后按摩,或先按摩后拔罐,或拔罐与按摩同时进行。在同一部位施术,必须互为补充,辨证参合,提高疗效。如摇罐、转罐、提罐等都是其中可使用的拔罐法之一。点罐是将按摩的点穴与拔罐结合,由于拔罐多为吸拔和向上牵拉,通过点罐对深层肌腱、韧带产生作用,从而对肌痉挛、紧张起到良好缓解和止痛作用。

14. 摇罐法

摇罐法是对所留之罐均匀而有节奏地摇动,使罐体与皮肤产生松紧变化,患者进一步放松,产生不同程度舒适感。如此对穴位反复牵拉,增大了局部刺激,如同按摩与拔罐同时进行,提高了临床疗效。其方法是手握罐体或底,顺时针和逆时针方向各均匀摇动罐体 20～30 次,力量均匀柔和,动作协调松快,如患者能耐受,可逐渐加大摇动角度和力量。图18

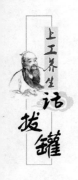

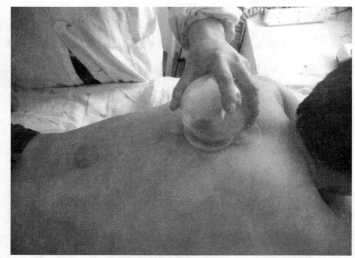

图 18　摇罐法

15. 转罐法

转罐法是在摇罐基础上,增大摇扭旋转力量,手法较剧烈,牵拉程度更大,以促进血液循环,局部肌肉放松,增强治疗效果。多用于软组织损伤、深部无菌性炎症所致的肌肉局部紧张疼痛的病症。其方法是选用罐口平滑的罐留罐,单手摇罐,并逐渐向左旋转 90°～180°,然后再向右旋转 90°～180°,如此罐口局部肌肉皮肤一同牵拉旋转 20 次左右,手法要轻柔和缓,以患者耐受为度,切不可强摇硬转,以免造成伤害。图 19

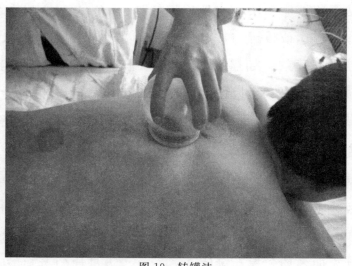

图 19　转罐法

16. 提罐法

提罐法由坐罐发展而来。将坐罐罐体向上轻缓提拉,力量强度逐渐加大,以不脱罐为宜,上提后放松,然后再提,如此反复20～30次,提罐使肌肤上下移动振荡相应内脏,增强其功能。常用于腹部,对消化系统之胃脘不适、食少纳呆、腹痛泄泻、小儿疳积、胸胁满闷胀痛以及妇科痛经、月经不调等有良好效果。图20

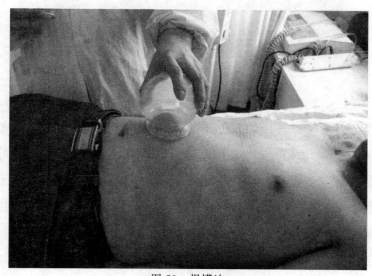

图20　提罐法

17. 药罐法

将药物治疗与拔罐疗法结合以提高疗效。此法多用于四肢关节风寒湿痹等证,可分为煮药罐法、纳药罐法和贮药罐法三种。

(1)煮药罐法

根据病情选用适宜药物;如祛风除湿选活血止痛类药物,常用药处方为:麻黄、蕲艾、羌活、独活、防风、秦艽、木瓜、川椒、生乌头、曼陀罗花、刘寄奴、乳香、没药各6克。将配制成的药物装入布袋内,扎紧袋口,放入清水煮至适当浓度,再放入竹罐煮10～20min,罐口朝下取出,擦干罐口立即吸拔到施术部位留罐即得,多用于风湿病等症。图21

二掌握拔罐

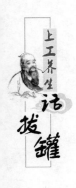

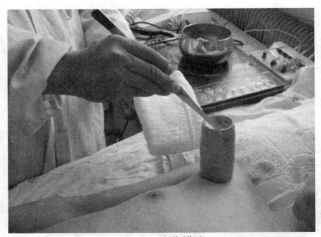

图21　纳药罐法

（2）纳药罐法

根据病情选用药膏、药水、药酒（正骨水、红花油、风湿油、止痛膏、金黄膏等）涂在穴位上或将药末、药泥等用胶布或伤湿止痛膏等敷贴在局部穴位，然后拔罐，以提高疗效，增强治疗作用。

（3）贮药罐法

在抽气罐内或玻璃罐内事先盛贮一定量的药液，药液量约为罐的2/3～1/3，使其吸在皮肤上。操作时，先采用侧卧位等利于横拔的体位，将罐迅速吸拔后，再小心变化体位，使药液浸没皮肤，起罐时也要变化体位再取下罐。常用药为辣椒水、两面针酊、生姜汁、风湿酒等。常用于风湿病、哮喘、咳嗽、感冒、溃疡病、慢性胃炎、消化不良、牛皮癣等。图22

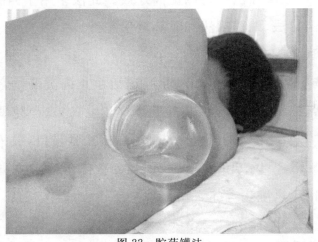

图22　贮药罐法

实际应用中,拔罐的方法多种多样,可以根据所处的环境、条件灵活选用,另外将拔罐与现代科技结合可以产生协同或增效作用。如磁疗罐(罐底贴磁片)、神灯罐法(拔罐后用神灯照射施术部位)、频普罐法(留罐后用频普治疗仪照射)等方法,在临床配合运用,扩大了治疗范围。

(三)拔罐疗法的操作步骤

1. 术前准备

拔罐前应该仔细检查患者,以确定是否属于拔罐适应证,有无禁忌证。根据病情,确定选用何种罐法。还要检查应用的药品、器材是否齐备,然后一一擦净,按次序放好,以备取用。对患者说明施术过程,解除其恐惧心理,增强其治疗信心。拔罐负压可逐渐加大,拔罐过程中,医者多观察罐内和询问患者的反应变化,根据不同情况做出相应处理。

2. 器具准备

拔罐治疗时,除罐具外还要根据需要准备燃料、消毒用品、毛巾、镊子。用竹罐时要准备煮竹罐用锅、火炉(或电炉)等;使用药罐时应当备好需用的药品;应用走罐时需准备润滑剂等。根据病情及部位,选择适宜口径的罐具,一般口径和容积大则吸力大,口径和容积小则吸力小。并检查罐口是否光滑和有无残角破口,多功能拔罐器真空枪和罐具阀门是否紧密等。如果用火罐法,应同时具备燃具(95%乙醇、易燃纸团)、点火工具(火柴、打火机)和润滑液(以刮痧活血润肤油为佳、行走罐法)。如采用针罐、刺络罐等则选用无菌针灸针、三棱针等。

3. 患者体位

患者的体位正确与否,关系着拔罐的效果。正确体位应使患者感到舒适,肌肉能够放松,施术部位可以充分暴露。一般采用的体位有以下几种:

(1)仰卧位:适于前额、胸、腹及上下肢前面。

(2)俯卧位:适于腰、背、臀部及上下肢后面。

(3)侧卧位:适于侧头、面部,侧胸、髋部及膝部。

二 掌握拔罐

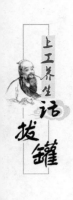

（4）俯伏坐位及坐位：适于项部、背部、上肢及膝部。

4. 擦洗消毒

在选好的治疗部位上，先用毛巾浸热水擦洗干净患部，再以干纱布擦干，为防止发生烫伤，一般不用酒精或碘酒消毒。如因治疗需要，必须在有毛发的地方或毛发附近拔罐时，为防止引火烧伤皮肤或造成感染，应该剃除局部毛发。

5. 施术

首先将选好的部位显露出来，术者靠近患者身边，顺手（或左或右手）执罐，按照选用方法叩上。注意在冬季或深秋、初春等天气寒冷时候，为避免患者受到凉的罐体的刺激，可预先将罐放在火上燎烤。温罐时要注意烤烘的时间，不要长时间烤其口部，以防过热造成烫伤。术者可以用手感受罐体的温度，温度以罐子不凉，与皮肤温度相等或稍高于体温为宜。

火罐拔上后，应询问患者有何感觉（假如用透明罐，还要观察罐内皮肤反应情况），如果罐吸力过大，产生疼痛即应按压罐口的皮肤，放入少量空气。具体方法是用左手拿住罐体稍倾斜，以右手指按压对侧的皮肤，使之形成一微小的空隙，使空气徐徐进入，到一定程度时停止放气，重新叩好。抽气罐则轻提罐尾部的活塞，放入适量空气再放下即可。拔罐后患者如感到吸着无力，可起下来再拔 1 次。

6. 拔罐时间

大罐吸力强，1 次可拔 5～10min，小罐吸力弱，1 次可拔 10～15min，特殊罐法的时间不受此限制，有的可达 30min，甚至更长时间。此外还应根据患者的年龄、体质、病情、病程以及拔罐的施术部位而灵活掌握。闪罐、走罐、刮罐的治疗时间以局部或罐下皮肤出现潮红或花红，丹痧、痧块、痧斑、瘀斑等为度。而其他罐法则因方法不同要求局部潮红、紫斑、肿胀，甚至局部灼热疼痛、抽拉感等；针罐的针感、出血等都是留罐时间的决定因素。一般 10～20min。使用大罐则时间稍短，使用小罐则时间稍长；年轻力壮可时间长些，年老体弱或儿童可时间短些；新病、病情轻、病灶浅、麻痹性疾患等留罐时间短，旧病（慢性病）、病情重、病灶深及疼痛性疾患等留罐时间长；头、面、颈、肩、上肢留罐时间短,腰背、臀部、腹部、下肢留罐时间长;这些是灵活的,应结合患者的耐受程度和病情而定。拔罐部位肌肉丰厚,如臀部、大腿部,拔罐时间可略长;拔罐部位肌肉薄,如头部、胸部、背部、拔罐时间宜短。气候寒冷时拔罐时间适当延长;天热时则相应缩短。

拔罐之吸力要达到一定的要求(也就是患者能承受的最大吸力),一般来说,也就是皮肤被吸起约 2~4cm 的高度。留罐时间约 5~15min,达到充血性罐或瘀血性罐即可。临床上时间的掌握应该视疾病性质及病体状况灵活运用。例如有些过敏性哮喘、心下痞硬,拔膻中、巨厥 10min 即起水泡,有的患者因酒后困乏、胃痛、拔胃脘 5min 即起满水泡,水湿、酒湿、感冒者易起水泡,而有的拔 30min 亦不见得起泡。

7. 拔罐护理

留罐期间,应根据环境温度为患者加盖衣被以免受凉。并应观察罐内皮肤隆起程度及皮色变化,既要防止吸力不够,火罐脱落,影响疗效,又要避免因拔罐时间过长、吸力过大而出现较大水泡。拔出脓、血者,应用无菌棉球清洗干净,并覆盖无菌纱布,若局部出现较大水泡,则以无菌针头刺破水泡下缘,抽出渗出液,涂以碘伏或龙胆紫药水。必要时覆盖无菌纱布,防止感染。为了避免被火罐烫伤,可以在拔罐地方,事先用水涂湿(冬季涂温水)。涂水可使局部降温,保护皮肤,不致烫伤。

8. 起罐方法

当某个穴位、部位重新拔罐或治疗完毕后起罐时,应动作轻柔、协调,双手配合,一手握罐将其稍倾斜,另一手拇指近罐口缘处挤压皮肤,使气体流入罐内,自然松落。不可生拉硬拔,以免损伤皮肤、产生疼痛。使用多功能拔罐理疗器,起罐更为安全方便,一手握罐,一手拉起罐底阀门,气从阀门入内,罐就自然脱落。起罐后,局部皮肤常出现水蒸汽,可用棉球擦干;若有水泡,可用无菌针刺破,抹干后涂龙胆紫即可;若局部绷紧不适,可轻轻按揉,使其放松;皮肤干皱或裂纹,涂植物油或刮痧油即可;针罐或刺络拔罐后,针口应用医用酒精消毒;皮肤下出现的紫红斑点属正常反应,无须特别处理;治疗全部结束后,应休息 5~10min,避风寒,以确保疗效。图 23

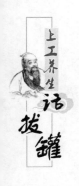

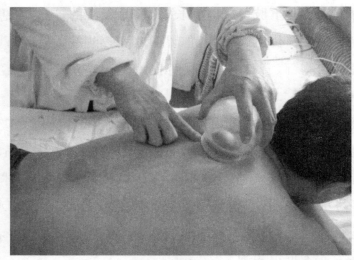

图 23　起罐方法

9. 拔罐疗程

若急性病(感冒、发热等)每日 1 次;若病重、疼痛每日 2~3 次(拔罐部位要改变,留罐时间不可过长);慢性病隔日 1 次;特殊手法致瘀斑、痧块等应待瘀血痧痕退后再拔,一般 2~5 日 1 次;亦可交替选穴每日 1 次;一般治疗 7~10 日为 1 疗程,间隔 3~5 日,再行第 2 疗程。急性病治疗 2~3 次,慢性病治疗 2~3 个疗程无明显效果,应改用其他疗法。如果手法得当,选穴准确均会收到满意效果。

(四)拔罐疗法常见反应及异常情况处理

1. 常见反应

不论采用何种方法将罐吸附于施治部位,拔罐通过不同的手法产生负压吸引,使局部的皮肤、血管、神经、肌肉等组织隆起于罐口平面以上,患者感觉局部有牵拉、紧缩、发胀、温暖、透凉气、酸楚、舒适等反应,部分患者拔罐时疼痛逐渐减轻,这都是正常现象。当留罐一定时间或行闪罐、走罐、摇罐等手法后,局部皮肤出现潮红、红点、紫斑等类似的不同痧点,若患者无明显不适,则 2~5 日自然消退,这些属于正常的体表变化。青紫瘀血、水泡、皮肤温度的上升或下降,均属拔罐疗法的治疗效应,待一日至数日后,可自行恢复,毋需任何处理。在临床实践中观察到,第一次被吸拔的部位有瘀斑,过 1~2 日后,在该瘀斑1/2表面做第二次吸拔,次日瘀斑消退较快,甚至完全消退,这种现象表明毛细血管的功能得到改善。

2.异常反应的预防及处理

拔罐疗法是一种物理学刺激疗法,操作不慎,粗疏大意,也可引起局部烫伤,也有可能发生异常反应,出现异常情况。拔罐后患者感到局部疼痛、不舒难忍,或产生不同的远端和全身反应,如发冷发热、麻木、窜痛、肿胀等均属于异常反应。如果患者感到异常,或者烧灼感,或在拔罐过程中,患者感觉头晕、恶心、目眩、心悸、继则面色苍白、冷汗出、四肢厥逆、血压下降、脉搏微弱,甚至突然意识丧失,出现晕厥时(晕罐),则为异常情况。

发生异常情况的原因主要有:患者精神紧张,吸力过大或吸拔时间过长或本身对疼痛敏感;选择的拔罐部位不合适(如皮下神经血管表浅、皮肤过敏或局部溃疡破损处、肌肉瘦削或骨骼凹凸不平等不理想部位);罐具质量差,边缘不平滑或罐法使用不当(如走罐、排罐等);个别患者因过度虚弱、疲劳、饥饿、恐惧心理等。这些反应,只要我们操作中细心认真,密切观察,灵活选用,都可以避免。

为了避免异常反应的发生,施术者除严格按照操作步骤实施操作外,还要各种罐法配合应用得当,特别是留罐、走罐、闪罐、刮罐等,既要对症病情又要患者接受,对于过度饥饿、疲劳、紧张、饮酒的患者,尽量不要施术或施轻手法的罐法。

拔罐后如果患者感到异常,或者烧灼感,则应立即拿掉火罐,并检查有无烫伤,患者是否过度紧张,或术者手法是否有误,或是否罐子吸力过大等。根据具体情况给予处理。如此处不宜再行拔罐,可另选其它部位。拔罐以后,如果发生水泡按照操作步骤中的拔罐后护理要求操作即可。如在拔罐过程中,患者感觉头晕、恶心、目眩、心悸、继则面色苍白、冷汗出、四肢厥逆、血压下降、脉搏微弱,甚至突然意识丧失,出现晕厥时(晕罐),应及时取下罐具,使患者平躺,取头低脚高体位,并注意保暖,并饮热开水或糖水适量,轻者静卧片刻即可恢复。稍重者可用针灸针针刺十宣、人中,即可恢复常态。如无针灸针,可用指掐人中,也能恢复常态,注意继续平卧床上休息一刻钟才能离开治疗室。

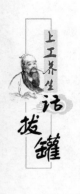

三、拔罐疗法的适应证和禁忌证

（一）适应证

拔罐疗法的治病范围十分广泛，不仅能够治疗慢性病，还能治疗急症和疑难病，不论内、外、妇、儿各科都有其适应证。既可单独应用，又可配合针刺艾灸、温熨敷贴或汤药内服，可获得相得益彰之效，而且具有预防疾病的作用。拔罐的适应证早已从早期的疮疡发展到用于内、外、妇、儿等各种病症，已经能治疗一般常见病、多发病达百种之多。特别是近年来，一些从未用本法治疗过的疾病如白塞氏综合征、术后腹胀等，以及一些疑难急症如老年性慢性支气管炎、肺水肿，甚至如心脏病、银屑病等，使用本法也能取得意想不到的效果。根据临床观察，闪罐法对高血压、心绞痛亦有明显疗效。

拔罐疗法可以治疗下面这些病症：

1. 内科病症

如感冒、哮喘、支气管炎、流行性腮腺炎、百日咳、冠心病、心律不齐、中暑、急性胃肠炎、胃痛、小儿消化不良、高血压、中风后遗症、糖尿病、头痛、胁痛、神经痛、呃逆、呕吐、腹痛、泄泻、痢疾、便秘、胸胁痛、胆囊炎、胆石症等。

2. 妇科、儿科病症

如痛经、经闭、月经过多、乳腺炎、产后缺乳、白带、盆腔炎、小儿疳积、腹痛、腹泻、遗尿、蛔虫痛等症。

3. 外科、五官科病症

如疖疮初起、目赤肿痛、痈肿初起、发际疮、荨麻疹、皮肤搔痒、面痛、牙痛、肩周炎、肌纤维炎、肌肉痛、关节痛、腰背痛、术后肠粘连、荨麻疹、带状疱疹、牙痛、扁桃体炎、面瘫、毒蛇咬伤等。

（二）注意事项及禁忌证

虽然拔罐疗法对于很多疾病有很好的疗效,很多人也都自己买回拔罐器,作为居家保健之用,然而拔罐疗法并非百无禁忌,在实际操作中,需要注意以下事项和禁忌证。

1. 注意事项

（1）拔罐时应保持室内空气清新,夏季避免风扇、空调直吹,冬季做好室内保暖,避免感受风寒。初次治疗及体弱、紧张、年老、儿童等易发生意外反应的患者,宜选用小罐具,且拔的罐要少。

（2）选好体位和穴位,一般以肌肉丰满、皮下组织丰富、毛发稀少的部位为宜。初次拔罐尽量选用卧位,应拔的局部皮肤表面应保持紧张,如有皱纹、松弛、凹凸不平、体位移动等,都容易使罐脱落。

（3）根据不同部位,选择不同质料和大小适合的罐子（运用不同的拔罐方法,有不同的特殊注意之处,这在后面讲述不同拔罐方法的时候会分别对应论述。）一般来说,需要吸拔的部位,若是坦平、肌肉丰满、皮下脂肪比较厚,可用大罐,如在背、腹、胸部、肩部、臀部、大腿部;如果吸拔的部位是小腿和上肢,可用中号和小号罐子;需要吸拔的部位,若是比较窄小,肌肉较薄、皮下脂肪较少,如在手足,可用小罐;需要吸拔的部位,若是小的关节或穴位,则用小竹罐或抽气罐。

（4）拔罐治疗时应注意观察患者局部和全身反应。拔上罐之后,随时注意观察患者的面色、表情,以便及时发现和处理意外情况。须询问患者感觉怎样,如有发热、发紧、凉气外出、温暖、舒适等感觉时,都属于正常现象,可以继续吸拔治疗。如果患者感觉紧、灼痛、难受,或此处不舒适,应该立刻起罐,而另外选择附近肌肉较多的地方,再重新进行吸拔,或改用较小的罐子多拔几次,这就是连续吸拔法。如患者觉得罐子吸拔得不紧,说明吸拔力量不够。可以起罐改用较大的罐子,再重新吸拔,否则也影响疗效。如果患者连续几日都来接受拔罐治疗,应该注意轮换位置。为了针对病因和病情,可以在同一经络上选不同位置但有同样疗效的穴位。

（5）拔罐时嘱患者不要移动体位,以免罐具脱落。拔罐数目多,罐具间的距离不宜太近,以免罐具牵拉皮肤疼痛,或因罐具间互相挤压而脱落。

三 拔罐疗法的适应证与禁忌证

2. 禁忌证

（1）患有出血倾向疾病（如血小板减少症、白血病、血小板减少性性紫癜等）的患者，不宜拔罐，尤其禁刺络拔罐；有接触性传染病（如癣疥类）者，以及皮肤溃烂或严重过敏者禁用。

（2）皮肤肿瘤或皮下不明包块者，局部忌罐。新鲜骨折部位、瘢痕部位、恶性肿瘤局部、静脉曲张部位、体表大血管处，禁止拔罐。局部皮肤弹性差者，禁止拔罐。

（3）妇女月经期下腹部慎用、妊娠妇女的腹部、腰骶部、乳房部禁用。

（4）急性骨关节软组织损伤，局部忌用拔罐。重度水肿者或关节肿胀者忌用拔罐。

（5）面部重手法拔罐，6岁以下儿童、70岁以上老人忌用重手法拔罐。

（6）醉酒、过饱、过饥、过劳、大渴、大汗、大出血者；精神高度紧张，急躁或抽搐不合作者，忌用拔罐。

另外特殊部位如眼、耳、乳头、前后阴、心脏搏动处、大血管通过的部位、骨骼凸凹不平的部位、毛发过多的部位等，及部分疾病如精神病、水肿病、心力衰竭、活动性肺结核，均不宜用拔罐疗法。

四、拔罐疗法的运用原则

（一）辨病与辨证相结合

辨证论治是中医学的基本特征之一，"病"和"证"是密切相关的不同概念。"辨证"就是在中医学理论的指导下，对患者的各种临床资料进行分析、综合，从而对当前的病位作出判断，并概括为完整证名的诊断思维过程。"辨病"有利于从疾病的全过程、疾病的整体特征上认识疾病的本质；"辨病"和"辨证"对于拔罐这种中医治疗手段来说，具有非常重要的实际应用价值。"辨证"则侧重在从疾病当前的表现中判断病变的位置与性质。正是由于"病"与"证"对疾病本质的反映的侧重面有所不同，所以拔罐治疗中要强调"辨证"与"辨病"相结合,二者之间是相互促进、相互为用的关系。在临床进行治疗的时候,有时是先"辨病"然后再"辨证",有时是先"辨证"然后再"辨病"。这是因为确定了病名,便可以根据该病的一般演变规律而提示常见的证型,因而是在辨病的基础上进行辨证。当疾病的本质尚反应的不够充分时,则先辨证不仅有利于当前的治疗,并且通过对证的变化观察,有利于对疾病本质的揭示,从而确定病名。无论是使用哪一种方法,都要根据临床的具体情况,酌情进行选择,从而提高临床的治疗效果。只强调"辨证"而忽视"辨病",或者只根据"病"决定治法,进行治疗而不根据"证"选择合适的治疗手段,都是不恰当的。在临床实践中不但不会收到良好的治疗效果,反而会因为分辨不清而使治疗效果下降,甚至会加重疾病的病情。

(二)局部与整体相结合

局部与整体相结合是运用拔罐疗法的基本原则之一。整体观是中医学理论中的重要原则之一。人体是一个有机的整体,是由各个功能、组织结构不同的部分组成的,构成人体的各个组成部分之间,各个结构部分之间在功能上是相互协调、相互为用的;在病理上各部分之间也是相互影响的,一个功能结构发生病变,可能会影响到其他一个或多个功能结构。这种机体整体性的形成,是以五脏为中心,配以六腑,通过经络系统"内属于脏腑,外络于肢节"的作用而实现的。由于五脏对于精、气、神的主导作用,全身统一而和谐的生命活动得以顺利完成。因此,身体任何局部的病变都应当被当成是全身的,特别是五脏的病理变化。

拔罐疗法是在中医学的整体观念的指导下治疗疾病的,拔罐疗法既重视局部病变和与之相接相关的脏腑经络,又不可忽视病变的脏腑、经络对其他脏腑的影响。人体是一个有机的整体,治疗局部的病变,必须从整体出发,才能采取适当的措施。如心开窍于舌,心与小肠相表里,所以可以用泻法刮拭小肠经的穴位治疗心火上炎的口舌糜烂;耳鸣、耳聋之类的耳病常被看作是肾精不足或肝胆湿热的表现,而补益肾精或清除肝胆湿热能够获得满意的疗效。因此,在拔罐治疗当中,必须摒弃针对局部病变的局部治疗,如"头痛医头,脚痛医脚"之类。既要刮拭患部的"点"、"线"、"面",又要刮拭相关的"点"、"线"、"面",将局部治疗与整体调节结合起来,才能使疗效稳定持久。如治疗寒湿腰

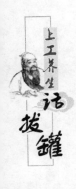

痛,除首先刮拭大椎、大杼等穴外,再用泻法刮拭阿是穴,足太阳膀胱经的肾俞、膀胱俞、承扶、殷门、委中、会阳、承筋、飞扬等穴,并刮相应的夹脊穴和手太阳小肠经的后溪,以散寒除湿,疏通经络;待腰痛好转,继续用补法刮拭督脉的命门、腰阳关、腰俞、人中和足少阳肾经的太溪穴,以补肾壮腰,巩固疗效。只有将局部与整体有机的结合起来,才能获得显著的疗效。

在拔罐治疗当中,还要考虑到自然和社会环境对人体的影响,只有这样,才能够统领全局,从一个整体的角度认识疾病,治疗疾病,通过对局部的刮拭,调节人的整体生理活动,促使疾病痊愈,收到较好的治疗效果。

(三)拔罐与药物相结合

拔罐疗法是中医治疗的方法之一,属于非药物的自然疗法,与其他药物疗法并不矛盾,不具有干扰作用,可以根据病情与药物疗法配合应用,更好地发挥其治疗、保健作用。拔罐与药物相结合包含以下两方面内容:

1. 拔罐与外用药结合

即将活血止痛、消炎散结的药物,经过科学方法提炼,配制成辅助药液,涂敷于拔罐部位,因药物有改善血液循环、促进新陈代谢、抗炎消肿止痛的作用,这样可大大增强拔罐效果。

2. 拔罐与内服药结合

一般在拔罐后嘱患者饮用温开水,以助机体排毒驱邪,如将内服中药与拔罐结合,以刮疗促进药疗之迅速见效,以药疗助刮疗之效果持久,疗效更佳。

具体说来,可以遵循以下原则:

急性病症最好加用药物疗法。如急性传染性疾病、感染性疾病引起的发热,应当配合使用抗生素进行治疗。急性心脑血管疾病、各种急腹症以及各种急重病症,一定要采用综合疗法进行治疗,不可单纯使用一种拔罐疗法,以免贻误病情,造成严重的后果。

慢性疾病或疑难杂症应当在使用药物的同时配合拔罐疗法。如先天不足,后天失调的各种慢性疾病和一些久治不愈的疑难杂症,在进行药物治疗或者是饮食调理的同时,可以配合使用拔罐疗法,全方位、多角度的治疗疾病,有助于提高机体驱邪能力,从而进一步促使疾病痊愈。

对于那些病因明确的慢性疾病或是疑难杂症,在经过拔罐取得一定的治疗效果之后,可以减少某些药物的服用剂量,但是有一点必须注意,就是一定要在医生的指导下进行,尤其是减用激素类、降糖类以及强心类药物的时候,如果自行进行加减,可能会严重影响病情,不但不能促使疾病痊愈,反而有可能加重疾病,使其向着更差的方向发展。

综合上述观点,我们不难看出,拔罐疗法与药物治疗之间是没有任何矛盾可言的,二者之间是不可分割的,是相互促进的关系,纯粹地单独使用任何一种疗法,在临床的实践中都不可能收到极佳的治疗效果,只有辨证地看待二者的关系,把拔罐疗法和药物治疗结合起来,才能在临床中收到意想不到的治疗效果。

(四)各种罐法的作用

在临床实际操作中,需要根据不同的病症而选用不同的罐法,中医讲求"同病异治,异病同治",在治疗上虽疾病的表现症状不一,但其病因、病机等相同时,便可以选用同一种类的罐法,同样相同的病机也可以采用不同的罐法来治疗,这体现了拔罐疗法种类的多样性和灵活性,根据其作用不同归纳如下:

祛风除湿,温经散寒 闪罐法、水罐法、单罐法、发泡罐法、针罐法、留罐法、灸罐法、神灯罐法、频普罐法、刮痧罐法等。

活血通络,消肿止痛 留罐法、多罐法、走罐法、摇罐法、提罐法、转罐法、刮痧罐法、按摩罐法、灸罐法、药罐法、神灯罐法等。

清热降火,解毒泄浊 留罐法、单罐法、药罐法、针罐法、提罐法、水罐法、发泡罐法、刮痧罐法等。

益气温阳,扶正固本 留罐法、药罐法、摇罐法、走罐法、按摩罐法、灸罐法、神灯罐法、频普罐法、刮痧罐法、磁罐法等。

吸毒拔脓,祛腐生新 单罐法、针罐法、水罐法、药罐法、摇罐法、提罐法等。

强壮身体,平衡阴阳 留罐法、按摩罐法、针罐法、灸罐法、刮痧罐法、摇罐法、走罐法、神灯罐法、频普罐法、磁罐法等。

对拔罐疗法疗效的体会:①风湿病早期骨质无变化或微有变化者,疗效较好;久病骨质显著变化者疗效较慢,或只能减轻症状不能痊愈。②治疗过程中多休息,疗效较快。③连续治疗效果较快;间隔过久疗效甚慢。④有合并症者效果不佳。⑤大部分患者治疗三四次即可见效,若治疗1个疗程(10次)未见

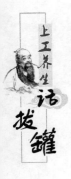

效者,治愈希望不大。⑥拔罐以拔得愈紧则疗效愈佳,起罐后局部皮肤见紫红色为度。

五、拔罐疗法的指导理论

拔罐疗法虽然具有典型的经验性特征,但它是以中医基础理论为指导的,因此系统了解中医脏腑经络学说,根据经络、脏腑的关系辨证选取治疗所需要的穴位,与传统民间拔罐疗法的经验方法相比,将会更加系统、条理,临床的实际效果也会更好。

(一)脏腑学说

脏腑学说是研究人体各个脏腑的生理功能、病理变化及其相互关系的学说。脏腑是内脏的总称,按照生理功能特点,分为五脏、六腑和奇恒之腑;以五脏为中心,一脏一腑,一阴一阳为表里,由经络相互络属。

五脏,即心(主血脉、主神志)、肝(主疏泄和藏血)、脾(主运化、升清和统摄血液)、肺(主气、司呼吸、主宣发和肃降、主通调水道)、肾(主生长、发育和生殖、主水、司开阖、主纳气),五脏的共同特点是能贮藏人体生命活动所必须的各种精微物质,如精、气、血、津液等。

六腑,即胆(贮藏和排泄胆汁)、胃(受纳与腐熟水谷)、小肠(受盛、化物和泌别清浊)、大肠(传化糟粕)、膀胱(贮尿和排尿)、三焦(通行元气、水液运行之道),其共同生理特点是主管饮食物的受纳、传导、变化和排泄糟粕。

奇恒之腑,即脑、髓、骨、脉、胆、女子胞(子宫),其共同特点是它们同是一类相对密闭的组织器官,却不与水谷直接接触,即似腑非腑;但具有类似于五脏贮藏精气的作用,即似脏非脏。奇恒之腑,除胆属六腑外,都没有和五脏的表里配属关系,但有的与奇经八脉相联系。

(二)经络腧穴学说

要想正确的使用拔罐,取得好的治疗效果,就必须掌握基本的经络、腧穴

40

方面的知识,下面对此做简要的介绍。

1.经络学说

(1)经络系统的组成

经络系统由十二经脉、奇经八脉、十二经筋、十二经别、十二皮部,以及十五络脉和浮络、孙络等组成。表1

表1　经络系统的组成

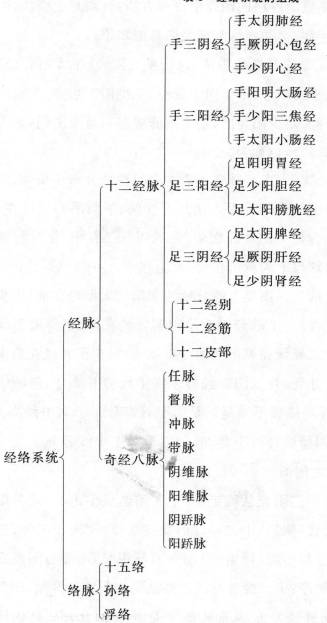

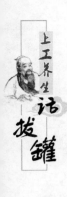

由于经络有一定的循行部位及所络属的脏腑及组织器官,故根据体表相关部位发生的病理变化,可推断疾病的所在经脉和病位。经络循行通路上可出现明显的压痛,或结节、条索状等反应物,以及相应部位的皮肤色泽、形态、温度、电阻等的变化。通过望色、循经触摸反应物和按压等,可推断疾病的病理变化,进行辨证归经。在临床治疗时常根据经脉循行和主治特点采用循经取穴进行治疗。疏通经络是拔罐疗法的治疗手段和方法,特别是走罐法,因此要熟练应用拔罐疗法治疗疾病,必须熟练掌握经络基础知识。

十二经脉　　十二经脉是经络系统的主体,包括手三阴经(手太阴肺经、手厥阴心包经、手少阴心经)、手三阳经(手阳明大肠经、手少阳三焦经、手太阳小肠经)、足三阳经(足阳明胃经、足少阳胆经、足太阳膀胱经)、足三阴经(足太阴脾经、足厥阴肝经、足少阴肾经),也称为"正经"。

十二经脉的体表分布规律:十二经脉在体表左右对称地分布于头面、躯干和四肢,纵贯全身。三阴经上肢分别为手太阴肺经在前、手厥阴心包经在中、手少阴心经在后,下肢分别为足太阴脾经在前、足厥阴肝经在中、足少阴肾经在后,其中足三阴经在足内踝以下为厥阴在前、太阴在中、少阴在后,至内踝 8 寸以上,太阴交出于厥阴之前。三阳经上肢分别为手阳明大肠经在前、手少阳三焦经在中、手太阳小肠经在后,下肢分别为足阳明胃经在前、足少阳胆经在中、足太阳膀胱经在后。十二经脉在躯干部的分布如下,足少阴肾经在胸中线旁开 2 寸,腹中线旁开 0.5 寸处;足太阴脾经行于胸中线旁开 6 寸,腹中线旁开 4 寸处;足厥阴肝经循行规律性不明显。足阳明胃经分布于胸中线旁开 4 寸,腹中线旁开 2 寸;足太阳膀胱经行于背部,分别于背正中线旁开 1.5 寸和 3 寸;足少阳胆经分布于身之侧面。

十二经脉的循行走向:手三阴经从胸走手,手三阳经从手走头,足三阳经从头走足,足三阴经从足走腹(胸)。十二经脉的交接规律:阴经与阳经(互为表里)在手足末端相交,阳经与阳经(同名经)在头面部相交,阴经与阴经在胸部相交。十二经脉的流注顺序:十二经脉的流注是从手太阴肺经开始,阴阳相贯,首尾相接,逐经相传,到肝经为止,从而构成了周而复始、如环无休的流注

系统。将气血周流全身,起到濡养全身的作用。表2

表2　十二经脉的交接规律

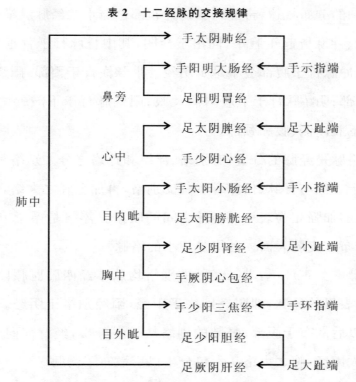

奇经八脉　奇经八脉是任脉、督脉、冲脉、带脉、阴跷脉、阳跷脉、阴维脉、阳维脉的总称。它们与十二正经不同,既不直属脏腑,又无表里配合关系,其循行别道奇行,故称奇经。其功能有:沟通十二经脉之间的联系和对十二经气血有蓄积渗灌等调节作用。

任脉,行于胸腹部正中线,其脉多次与手足三阴及阴维脉交会,能总任一身之阴经,故称"阴脉之海"。任脉起于胞中,与女子妊娠有关,故有"任主胞胎"之说。督脉,行于背部正中,其脉多次与手足三阳经及阳维脉交会,能总督一身之阳经,故称为"阳脉之海"。督脉行于脊里,上行入脑,并从脊里分出属肾,它与脑、脊髓、肾又有密切联系。冲脉,上至于头,下至于足,贯穿全身;成为气血的要冲,能调节十二经气血故称"十二经脉之海",又称"血海"。同妇女的月经有关。带脉,起于季胁,斜向下行到带脉穴,绕身一周,如腰带,能约束纵行的诸脉。阴跷脉、阳跷脉:跷,有轻健跷捷之意。有濡养眼目、司眼睑开合和下肢运动的功能。阴维脉、阳维脉:维,有维系之意。阴维脉的功能是"维络

43

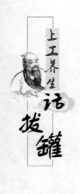

诸阴";阳维脉的功能是"维络诸阳"。

奇经八脉的分布规律:奇经八脉的分布部位与十二经脉纵横交互,八脉中的督脉、任脉、冲脉皆起于胞中,同出于会阴,其中督脉行于背正中线;任脉行于前正中线;冲脉行于腹部会于足少阴经。带脉横行于腰部,阳跷脉行于下肢外侧及肩、头部;阴跷脉行于下肢内侧及眼;阳维脉行于下肢外侧、肩和头项;阴维脉行于下肢内侧、腹和颈部。

络脉　络脉是经脉的分支,有别络、浮络和孙络之分。别络是较大的和主要的络脉。十二经与督脉、任脉各有一支别络,再加上脾之大络,合为"十五别络"。别络能够加强相为表里两经脉之间的联系。浮络是循于人体浅表部位的络脉,它分布在皮肤表面。孙络是细小的络脉。

十五络脉的分布规律:十二经脉的别络均从本经四肢肘膝以下的络穴分出,走向其相表里的经脉,即阴经别络于阳经,阳经别络于阴经。任脉的别络从鸠尾分出以后散布于腹部;督脉的别络从长强分出,经背部向上散布于头,左右别走足太阳经;脾之大络从大包分出以后散布于胸胁。

十二经别　十二经别是十二正经离、入、出、合的别行部分,是正经别行深入体腔的支脉。十二经别都是从十二经脉的四肢部位别出,阳经经别合于本经,阴经经别合于相表里的阳经。它有三个方面的生理功能:加强了十二经脉中相为表里的两条经脉在体内的联系;加强了人体的内部联系;灌注气血濡养全身。

十二经别的分布规律:十二经别多从四肢肘膝关节以上的正经别出(离),经过躯干深入体腔与相关的脏腑联系(入),再浅出体表上行头项部(出),在头项部阳经的经别合于本经经脉,阴经的经别合于其表里的阳经经脉(合),由此将十二经别汇合成六组,称为六合。足太阳、足少阴经别从腘部分出,入走肾与膀胱,上出于项,合于足太阳膀胱经;足少阳、足厥阴经别从下肢分出,行至毛际,入走肝胆,上系于目,合于足少阳胆经;足阳明、足太阴经别从髀部分出,入走脾胃,上出鼻頞,合于足阳明胃经;手太阳、手少阴经别从腋部分出,入走心与小肠,上出目内眦,合于手太阳小肠经;手少阳、手厥阴经别从所属正经分出,进入胸中,入走三焦,上出耳后,合于手少阳三焦经;手阳明、手太阴经别从所属正经分出,入走肺与大肠,上出缺盆,合于手阳明大肠经。

十二经筋　十二经筋是十二经脉之气濡养筋肉骨节的体系,是十二经脉的外周连属部分。

<u>十二经筋的分布规律</u>:十二经筋均起于四肢末端,上行于头面胸腹部。每遇骨节部位则结于或聚于此,遇胸腹壁或入胸腹腔则散于或布于该部而成片,但与脏腑无属络关系。三阳经筋分布于项背和四肢外侧,三阴经筋分布于胸腹和四肢内侧。足三阳经筋起于足趾,循股外上行结于(面);足三阴经筋起于足趾,循股内上行结于阴器(腹);手三阳经筋起于手指,循臑外上行结于角(头);手三阴经筋起于手指,循臑内上行结于贲(胸)。

十二皮部　十二皮部是十二经脉功能活动反映于体表的部位,也是络脉之气散布之所在。

<u>十二皮部的分布规律</u>:以十二经脉在体表的分布范围为依据,也就是以十二经脉在皮肤上的分属部分为依据而划分的,将皮肤划分为十二个区域。由于十二皮部居于人体最外层,又与经络气血相通,是机体的卫外屏障,起着保卫机体、抵御外邪和反映病症的作用。十二皮部是拔罐疗法主要的作用部位。

(2)经络系统的功能

中医把经络的生理功能称为"经气"。其生理功能主要表现为:

沟通表里上下,联络脏腑器官　人体由五脏六腑、四肢百骸、五官九窍、皮肉筋骨等组成,它们各有其独特的生理功能。只有通过经络的联络作用,这些功能才能达到相互配合、相互协调,从而使人体形成一个有机的整体。

通行气血,濡养脏腑组织　气血是人体生命活动的物质基础,必须通过经络才能输布周身,以温养濡润各脏腑、组织和器官,维持机体的正常生理功能。

感应传导　经络有感应刺激、传导信息的作用。当人体的某一部位受到刺激时,这个刺激就可沿着经脉传入人体内有关脏腑,使其发生相应的生理或病理变化。而这些变化,又可通过经络反应于体表。针刺中的"得气"就是经络感应、传导功能的具体体现。

五
拔罐疗法的指导理论

45

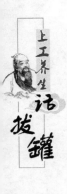

调节脏腑器官的功能活动　经络能调节人体的功能活动,使之保持协调、平衡。当人体的某一脏器功能异常时,可运用针刺等治疗方法来进一步激发经络的调节功能,从而使功能异常的脏器恢复正常。

（3）经络学说的应用

经络学说在临床上可以应用于解释病理变化、协助疾病诊断,以及指导临床治疗三个方面。

解释病理变化　经络与疾病的发生、传变有密切的关系。某一经络功能异常,就易遭受外邪的侵袭,既病之后,外邪又可沿着经络进一步内传脏腑。经络不仅是外邪由表入里的传变途径,而且也是内脏之间、内脏与体表组织间病变相互影响的途径。

协助疾病诊断　由于经络有一定的循行部位和脏腑络属,可以反映所属脏腑的病症。因而在临床上,就可以根据疾病所出现的症状,结合经络循行的部位及所联系的脏腑,作为临床诊断的依据。如胁痛,多病在肝胆,胁部是肝经和胆经的循行之处。近年来,人们根据经络循行通路,或经气聚集的某些穴位上出现的疼痛、结节、条索状等反应物,以及皮肤的形态、温度、电阻改变等来诊断和治疗疾病,如肺脏有病,中府穴可有压痛。

指导临床治疗　经络学说早已被广泛用于指导临床各科的治疗,特别是针灸、按摩和中药处方,也同样适用于拔罐疗法。拔罐治疗中经常采用的"循经取穴法",就是经络学说的具体应用,如胃病常循经远取足三里穴;胁痛则取太冲等穴。

2. 腧穴知识

腧穴是人体脏腑经络气血输注于体表的部位,是针灸、拔罐施术的部位,在临床上要正确运用拔罐治疗疾病,必须掌握好主要腧穴的定位、归经、主治等基本知识。

腧穴可分为十四经穴、奇穴、阿是穴三类。

十四经穴　十四经穴为位于十二经脉和任督二脉的腧穴,简称"经穴"。经穴因其分布在十四经脉的循行线上,所以与经脉关系密切,它不仅可以反映本经经脉及其所属脏腑的病症,也可以反映本经脉所联系的其他经脉、脏腑之病症,同时又是针灸拔罐施治的部位,是治疗的基础。

奇穴　是指未能归属于十四经脉的腧穴,因有奇效而称为"奇穴",又称"经外奇穴"。它既有特定的穴名,又有明确的位置,这些腧穴对某些病症具有特殊的治疗作用。奇穴因其所居人体部位的不同,其分布也不同。有些位于经脉线外,如中泉、中魁;有些在经脉线上,如印堂、肘尖;有些有穴位组合之奇穴,如四神聪、四缝、四花等穴。

阿是穴　又称压痛点,因按压痛处,患者会"啊"的一声,故名为"阿是",因为没有固定的部位,故又称"不定穴"、"天应穴"等。这一类腧穴既无具体名称,又无固定位置,而是以压痛点或其他反应点作为定穴部位。阿是穴多位于病变的附近,如果在阿是穴处进行拔罐,有的效果特别显著,在拔罐疗法中选用的频率的很高。

特定穴是指十四经上具有特殊治疗作用的经穴,是临床中最常用的穴位,由于这类腧穴的分布和作用不同,因此各有特定的名称和含义。下面简要介绍一下基本概念:五输穴,即手足三阴三阳经在肘膝关节以下各有五个重要经穴;背俞穴是脏腑经气输注于背腰部的腧穴,募穴是脏腑经气汇聚于胸腹部的腧穴,它们均分布于躯干部,与脏腑有密切关系。原穴是脏腑原气之所过和留止的部位。十二经脉在腕、踝关节附近各有一个原穴,故名"十二原"。络脉在由经脉别出的部位各有一个腧穴,称为络穴,十二经的络穴皆位于四肢肘膝关节以下,加之任脉络穴鸠尾位于腹,督脉络穴长强位于尾骶部,脾之大络大包位于胸胁部,共十五穴,故又称"十五络穴"。郄穴是各经经气深集的部位,十二经脉及阴阳跷、阴阳维脉各有一个郄穴,共六个郄穴,多分布于四肢肘、膝关节以下。下合穴又称六腑下合穴,是六腑经脉合于下肢三阳经的六个腧穴。下合穴主治六腑疾患有奇效,主要分布于下肢膝关节附近。八会穴是指脏、腑、气、血、筋、脉、骨、髓等精气所汇集的八个腧穴,分布于躯干部和四肢部。奇经八脉与十二正经脉气相通的八个腧穴称为八脉交会穴,又名交经八会,这八个腧穴主要分布于肘膝关节以下。两条或两条以上的经脉在循行过程中相

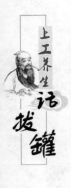

互交叉会合,在会合部位的腧穴称交会穴,多分布于躯干部。这些特定穴在介绍腧穴定位时会分别注明。

(1)腧穴的定位方法

在拔罐治疗过程中,治疗效果的好坏与选穴及定位是否准确有直接关系。因此,掌握准确的选取穴位方法非常重要。常用的穴位定位方法主要有骨度分寸法、体表解剖标志定位法、手指比量法和简便取穴法四种。

骨度分寸法 是以骨节为主要标志测量周身各部的大小、长短,并依其比例折算尺寸作为定穴标准的方法,常用的骨度分寸方法如下。图24

头部:前发际至后发际为12寸(直寸),如前后发际不明显,从眉心量至大椎穴作18寸,眉心至前发际为3寸,大椎穴至后发际为3寸,耳后两完骨(乳突)之间为9寸(横寸),适用于量头部的横寸。

胸腹部:天突至歧骨(胸剑联合)为9寸(直寸),胸部与肋部取穴用直寸,一般根据肋骨计算,每一肋骨折作1寸6分,"天突"指穴名的部位,歧骨至脐中为8寸,脐中至横骨上廉(耻骨联合上缘)为5寸;两乳头之间为8寸(横寸),胸腹部取穴的横寸,可根据两乳头之间的距离折量。女性可用左右缺盆穴之间的宽度来代替两乳头之间的横寸。

背腰部:大椎以下至尾骶共21椎(直寸),背部腧穴根据脊椎定穴。一般临床取穴,肩胛骨下角相当第7(胸)椎,髂嵴相当第16椎(第4腰椎棘突),两肩胛骨脊柱缘之间为6寸(横寸)。

上肢部:腋前纹头(腋前皱襞)至肘横纹为9寸(直寸),用于手三阴、手三阳经的骨度分寸,肘横纹至腕横纹为12寸。

侧胸部:腋以下至季胁为12寸(直寸),"季胁"指第11肋端,季胁以下至髀枢9寸(直寸),"髀枢"指股骨大转子。

下肢部:横骨上廉至内辅骨上廉(股骨内髁上缘)为18寸(直寸),用于足三阴经的骨度分寸,内辅骨下廉(胫骨内髁下缘)至内踝高点为13寸,髀枢至膝中19寸(直寸),用于足三阴经的骨度分寸。"膝中"的水平线,前面相当于犊鼻穴,后面相当于委中穴。臀横纹至膝中为14寸,膝中至外踝高点为16

寸,外踝高点至足底为 3 寸。

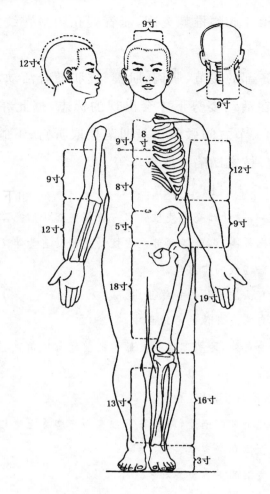

图 24　全身骨度分寸示意图

体表解剖标志定位法　是以人体解剖学的各种体表标志为依据来确定腧穴位置的方法,俗称自然标志定位法。可分为固定的标志和活动的标志两种。

　　固定的标志:指各部位由骨节和肌肉所形成的突起、凹陷、五官轮廓、发际、指(趾)甲、乳头、肚脐等,是在自然姿势下可见的标志。可以借助这些标志确定腧穴的位置。如腓骨小头前下方凹陷处定阳陵泉;三角肌尖端部定臂臑;目内眦角稍上方定睛明;两眉之间定印堂;鼻尖定素髎;脐中定神阙;两乳头连线中点定膻中;耻骨联合上缘中点定曲骨;足内踝尖上 3 寸,胫骨内侧缘后方定三阴交;眉头定攒竹;脐中旁 2 寸定天枢等。此外,两肩胛冈的连线恰通过

五　拔罐疗法的指导理论

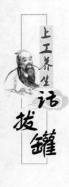

第 3 胸椎棘突,肩胛骨下角平对第 7 胸椎棘突,第 12 浮肋端约平第 2 腰椎棘突下,髂嵴高点约平第 4、5 腰椎棘突间,骶管裂孔约平臀纹头,可依此作为定背腰部腧穴的标志。

活动的标志:指各部的关节、肌肉、肌腱、皮肤随着活动而出现的空隙、凹陷、皱纹、尖端等,是在活动姿势下才会出现的标志,据此亦可确定腧穴的位置。如在耳屏与下颌关节之间微张口呈凹陷处取听宫;下颌角前上方约一横指当咀嚼时咬肌隆起,按之凹陷处取颊车等。

常用的体表解剖标志有以下部位:

第 7 颈椎棘突:低头,颈背部交界处椎骨有一最高突起,有的人第 1 胸椎棘突也比较高,以能随颈部左右摆动而转动者为第 7 颈椎棘突。

眉间:两眉毛内侧头连线的中点处。

前发际正中:头部有头发部位的前缘正中。

后发际正中:头部有头发部位的后缘正中。

额角:前发际额部曲角处,即头部有头发部位的前缘与鬓角直上发缘相交处。

喉结:即喉头凸起处。

瞳孔:端正坐位,向前平视,瞳孔中央。

胸骨上窝:胸骨切迹上方凹陷处,即喉头下方直下与胸骨上端相交处。

胸剑联合中点:胸骨体和剑突结合部。

髂前上棘:髂骨嵴前部的上方突起处。

髂后上棘:髂骨嵴后部的上方突起处。

髂嵴高点:髂骨上方最高处。

脐中:肚脐的正中即是。

肩胛骨下角:肩胛骨最下方处。

肩胛冈根部点:肩胛骨内侧缘近脊柱侧点。

肩峰角:肩峰外侧缘与肩胛内连续处。

腋前纹头:上臂下垂时,腋窝皱壁前端纹路消失的地方。

腋后纹头:上臂下垂时,腋窝皱壁后端纹路消失的地方。

肘横纹头:屈肘时,前臂与上臂间纹路消失的地方。

腘窝横纹:膝关节后腘窝处横纹。

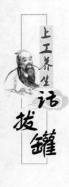

臀横纹：臀与大腿的移行部。

胫骨粗隆：小腿骨上端变粗隆起处。

胫骨内侧髁下缘：小腿骨上端内侧隆起的下缘。

内踝尖：内踝向内侧的凸起的最高点。

外踝尖：外踝向外侧的凸起的最高点。

手指比量法　以患者手指为标准来定取穴位的方法。由于生长相关律的缘故，人类机体的各个局部间是相互关联的。由于选取的手指不同，节段亦不同，可分作以下几种。图25

中指同身寸法：是以患者的中指中节屈曲时内侧两端纹头之间作为一寸，可用于四肢部取穴的直寸和背部取穴的横寸。

拇指同身寸法：是以患者拇指指关节的横度作为一寸，亦适用于四肢部的直寸取穴。

横指同身寸法：又名"一夫法"，是令患者将示指、中指、环指和小指并拢，以中指中节横纹处为准，四指横量作为3寸。

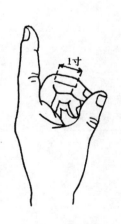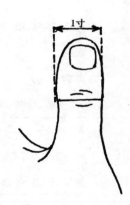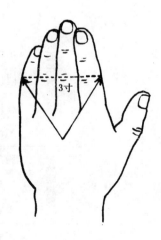

中指同身寸示意图　　　拇指同身寸示意图　　　　横指同身寸示意图

图25　手指比量法

简便取穴法　此法是临床上一种简便易行的方法。如自然下垂双手，手中指端取风市；两手虎口自然平直交叉，在示指端到达处取列缺穴等。

（2）腧穴的主治作用

腧穴的主治作用一般分为三类：近治作用，远治作用和特殊作用。

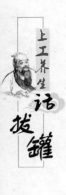

近治作用　是所有腧穴主治作用中都具有的共同特点,凡是腧穴均能治疗该穴所在部位及邻近组织、器官的疾病。

远治作用　是十四经腧穴主治作用的基本规律,在十四经腧穴中,尤其是十二经脉在四肢肘膝关节以下的腧穴,不仅能治疗局部病症,而且能治疗本经循行所涉及的远隔部位的组织、器官、脏腑的病症,甚至具有治疗全身疾患的作用。

特殊作用　是在大量的临床实践中取得的经验,在机体的不同状态下,针刺某些腧穴可起着双向的良性调整作用,如泄泻时,针刺天枢能止泻;便秘时,针刺天枢又能通便。此外,腧穴的治疗作用还具有相对的特异性,如大椎退热、至阴矫正胎位等,均是其特殊的治疗作用。

现将头面、躯干部腧穴分部主治内容归纳如下。表3

表3　人体头面、躯干部腧穴分部主治一览表

分部		主治
头面颈项部	前头、侧头区腧穴	神志、眼、鼻病
	后头区腧穴	神志、局部病
	项区腧穴	神志、咽喉、眼、头项病
	眼区腧穴	眼病
	鼻区腧穴	鼻病
	颈区腧穴	舌、咽喉、喑哑、哮喘、食管、颈部病
胸胁腹部	胸部腧穴	胸、肺、心病
	腹部腧穴	肝、胆、脾、胃病
	少腹部腧穴	经带、前阴、肾、膀胱、肠病
肩背腰部	肩胛部腧穴	局部、头顶痛
	背部腧穴	肺、心病
	背腰部腧穴	肝、胆、脾、胃病
	腰部腧穴	肾、膀胱、肠、后腰、经带病
腋胁侧腹部	胸胁部腧穴	肝、胆病、局部病
	侧腹部腧穴	脾、胃、病经带病

（3）拔罐的选穴原则

进行拔罐治疗时，应当遵循一定的选穴原则，这样才能在治疗中用最少的部位取得最大的效果。一般采用下面三种原则选穴治疗：

局部取穴法　就是在病患处局部就近取穴，选择压痛点或痛敏感点，包括经穴和阿是穴，如腰背痛则寻找压痛最敏感的地方进行拔罐，在蚊虫或毒蛇咬伤时候在伤口拔罐以吸出毒液等。

病理反应点　人体穴位对疾病的反映可通过腧穴的压痛、过敏、隆起、穴下软结、肿胀、硬结、痒、热、凉及经络所行经皮肤的色泽、瘀点、丘疹、脱屑、肌肉隆起、凹陷等帮助诊断。经络是联系人体脏腑的桥梁。经络感能现象是内脏有病可以与相通的经络沿线反映出来，即出现酸、麻、胀、痛或热感冷感，或者是出现红线、白线、痘疹带、汗带或其他感觉异常现象（病理反应点），如过敏线、湿疹等。大多数病理反应点与腧穴的分布是一致的。各种腧穴的反应是特定性的，有的是一般的，有的是交叉的，有的是综合的，而且存在着两极相应和对称的反应现象，如上下相应，左右互照，即上部的穴位可以反映人体下部的疾病，下部的穴位可以反映人体上部的疾病，左半侧的穴位可以提示右半侧的疾病，右半侧的穴位可以提示发于左半侧的疾病。

循经取穴法　沿着经络走行方向选穴，以脏腑经络相关、脏腑互为表里的原则选穴，如胃痛则沿着胃经选穴如足三里、梁丘、上巨虚等；呼吸系统疾病可选肺经穴位如中府、云门、天府、尺泽、孔最等。

拔罐疗法在日常治疗中最常用的腧穴如下：

全身疾病：大椎、身柱。

下半身疾病：命门。

呼吸系统疾病：风门、肺俞、脾俞、膻中。

循环系统疾病：心俞、厥阴俞、脾俞、肝俞。

胃病：膈俞、肝俞、脾俞、胃俞、中脘、上脘、足三里。

肠道病：天枢、气海、脾俞、胃俞、中脘、足三里、三阴交。

肝胆疾病：肝俞、胆俞、脾俞、中脘、至阳、期门、阿是穴。

生殖（泌尿）疾病：肝俞、脾俞、肾俞、膀胱俞、关元、中极。

内分泌系统疾病：肺俞、肝俞、脾俞、肾俞、中脘、关元、气海。

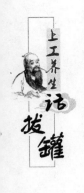

神经系统疾病：厥阴俞、神道、灵台、肝俞、脾俞、心俞。

脑血管疾病：心俞、厥阴俞、肝俞、脾俞、神道、灵台。

运动系统疾病：肩贞、肩中俞、肩外俞、肩井、天宗、承山、委中、阴陵泉、阳陵泉、
        阿是穴。

妇科疾病：肝俞、脾俞、肾俞、大肠俞、关元、中极、八髎、阿是穴。

五官科疾病：风门、肺俞、肝俞、脾俞、肾俞。

皮肤科疾病：风门、肺俞、肝俞、曲池、血海、三阴交。

高烧：大椎、身柱、心俞、肝俞、肺俞、风门。

（三）拔罐疗法常用穴位

-------------------------------- **头面部** --------------------------------

头颈面部常用的穴位有：地仓、大迎、颊车、下关、巨髎、四白、印堂、太阳、
阳白、安眠、翳明等。

◉**四白**

归经与定位： 足阳明胃经穴。在面部，瞳孔直下，当眶下孔凹陷处。

取法： 正坐位，在承泣直下3分，当眶下孔凹陷处取穴。

功用： 祛风明目，通经活络。

主治： 三叉神经痛，面神经麻痹，面肌痉挛，角膜炎，近视，青光眼，夜盲，结膜瘙痒，角
    膜白斑，鼻窦炎，胆道蛔虫症。

◉**巨髎**

归经与定位： 足阳明胃经穴。在面部，瞳孔直下，平鼻翼下缘处，当鼻唇沟外侧。

取法： 正坐或仰卧，目正视，瞳孔直下，与鼻翼下缘平齐处取穴。

特定穴： 阳跷、手足阳明之交会穴。

功用： 清热熄风，明目退翳。

主治： 面神经麻痹，面肌痉挛，三叉神经痛，青光眼，近视，白内障，结膜炎，鼻炎，上颌
    窦炎，牙痛。

◎地仓

归经与定位：足阳明胃经穴。在面部，口角外侧，上直瞳孔。

取法：正坐或仰卧，眼向前平视，于瞳孔垂线与口角水平线之交点处取穴。

功用：祛风止痛，舒筋活络。

主治：面神经麻痹，面肌痉挛，三叉神经痛，口角炎，小儿流涎。

◎大迎

归经与定位：足阳明胃经穴。在下颌角前方，咬肌附着部的前缘，当面动脉搏动处。

取法：正坐或仰卧，在下颌角前下 1.3 寸，当咬肌附着部的前缘，下颌骨上。简便取法：闭口鼓腮，在下颌骨边缘现一沟形，按之有动脉搏动处取穴。

功用：祛风通络，消肿止痛。

主治：龋齿痛，智齿冠周炎，面部蜂窝质炎，眼睑痉挛，颈淋巴结核，面神经麻痹，面肌痉挛，三叉神经痛。

◎颊车

归经与定位：足阳明胃经穴。在面颊部，下颌角前上方约一横指（中指），当咀嚼时咬肌隆起、按之凹陷处。

取法：正坐或侧伏，开口取穴，在下颌角前上方 1 横指凹陷中。如上下齿用力咬紧，在隆起的咬肌高点处取穴。

功用：祛风清热，开关通络。

主治：牙髓炎，冠周炎，腮腺炎，下颌关节炎，咬肌痉挛，面神经麻痹，三叉神经痛，脑血管病后遗症，甲状腺肿。

◎下关

归经与定位：足阳明胃经穴。在面部耳前方，当颧弓与下颌切迹所形成的凹陷中。

取法：正坐或侧伏，在颧弓下缘凹陷处，下颌骨髁状突的稍前方，闭口取穴。

特定穴：足阳明、少阳之交会穴。

功用：消肿止痛，聪耳通络。

主治：牙痛，颞颌关节功能紊乱，下颌关节脱位，下颌关节炎，咬肌痉挛，耳聋，耳鸣，面神经麻痹，三叉神经痛，眩晕。

五 拔罐疗法的指导理论

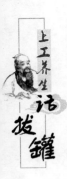

◉阳白

归经与定位：足少阳胆经穴。在前额部，当瞳孔直上，眉上1寸。

取法：正坐或卧位，在前额，于眉毛中点上1寸处取穴。

特定穴：手足阳明、少阳、阳维五脉之交会穴。

功用：清头明目，祛风泄热。

主治：近视，青光眼，夜盲，结膜瘙痒，角膜白斑，额窦炎，面神经麻痹或面肌痉挛，眶上神经痛等。

◉印堂

归经与定位：经外奇穴。在前额部，当两眉头间连线与前正中线之交点处。

取法：仰靠或仰卧位取穴。

功用：清头明目，通鼻开窍。

主治：头痛，头晕，鼻炎，目赤肿痛，三叉神经痛。

◉太阳

归经与定位：经外奇穴。在颞部，当眉梢与目外眦之间，向后约一横指的凹陷处。

取穴：正坐位或侧伏位，在颞部，当眉梢与目外眦之间，向后约一横指的凹陷处。

功用：清肝明目，通络止痛。

主治：偏正头痛，神经血管性头痛，三叉神经痛，目赤肿痛，视神经萎缩等。

◉风池

归经与定位：足少阳胆经穴。在项部，当枕骨之下，与风府相平，胸锁乳突肌与斜方肌上端间的凹陷处。

取法：正坐或俯伏，在项后，与风府穴（督脉）相平，当胸锁乳突肌与斜方肌上端之间的凹陷中取穴。

特定穴：手足少阳、阳维之交会穴。

功用：平肝熄风，祛风解毒，通利官窍。

主治：本穴为治疗头、眼、耳、口、鼻、脑、神志疾患，以及上肢病的常用要穴。脑卒中，高血压，脑动脉硬化，无脉症，电光性眼炎，视网膜出血，视神经萎缩，鼻炎，耳聋，耳鸣，甲状腺肿大，吞咽困难，癫痫，失眠，落枕，肩周炎，中风后遗症，感冒。

◎安眠

　　归经与定位：经外奇穴。在项部，当翳风穴和风池穴边线的中点。

　　取穴：俯卧位或侧伏位，在翳风穴和风池穴的中点取穴。

　　功用：镇惊安神。

　　主治：失眠，头痛，眩晕，高血压，精神病，癔病。

◎翳明

　　归经与定位：经外奇穴，在项部，当翳风后1寸。

　　取穴：正坐位，头略前倾。在项部翳风穴后1寸。

　　功用：明目聪耳，宁心安神。

　　主治：近视，远视，雀盲，早期白内障。

腰背部

　　腰背部的常用穴位有：大椎、定喘、陶道、身柱、大杼、风门、肺俞、脾俞，心俞、厥阴俞、肝俞、膈俞、胃俞、三焦俞、大肠俞、神道、灵台、至阳、中枢、脊中、悬枢、三焦俞、肾俞、小肠俞、气海俞等。

◎大椎

　　归经与定位：督脉穴。当后正中线上，第7颈椎棘突下凹陷中。

　　取法：俯伏或正坐低头，于第7颈椎棘突下凹陷处取穴。

　　功用：清热解表，截虐止痫。

　　主治：颈项强直，肩颈疼痛，肺胀胁满，咳嗽喘急；疟疾，风疹，癫狂，小儿惊风，黄疸。颈肩部肌肉痉挛，落枕，感冒，疟疾，小儿麻痹后遗症。

◎定喘

　　归经与定位：经外奇穴。在背部，第7颈椎棘突下，旁开0.5寸。

　　取穴：患者俯卧位或正坐低头，穴位于后正中线上，第7颈椎棘突下定大椎穴，旁开0.5寸处。

　　功用：止咳平喘，通宣理肺。

五　拔罐疗法的指导理论

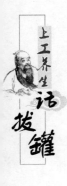

主治：支气管炎,支气管哮喘,百日咳,肩关节软组织损伤,落枕。

◎肩中俞

归经与定位：手太阳小肠经穴。在背部,当第 7 颈椎棘突下,旁开 2 寸。

取法：前倾坐位或俯伏位,在第 7 颈椎棘突下,大椎(督脉)旁开 2 寸处取穴。

功用：解表宣肺。

主治：支气管炎,哮喘,支气管扩张,吐血,视力减退,肩背疼痛等。

◎陶道

归经与定位：督脉穴。在背部,当后正中线上,第 1 胸椎棘突下凹陷中。

取法：俯伏或俯卧,于后正中线,第 1 胸椎棘突下凹陷处取穴。

功用：解表清热,截虐宁神。

主治：脊项强急,头痛,热病,颈肩部肌肉痉挛,疟疾,感冒,癔病,颈椎病。

◎身柱

归经与定位：督脉穴。在背部,当后正中线上,第 3 胸椎棘突下凹陷中。

取法：俯伏或俯卧,于后正中线,第 3 胸椎棘突下凹陷处取穴。

功用：宣肺清热,宁神镇咳。

主治：腰脊强痛,喘息,身热,癫狂,小儿风痫,支气管哮喘,神经衰弱,癔病。

◎大杼

归经与定位：足太阳膀胱经穴。在背部,当第 1 胸椎棘突下,旁开 1.5 寸。

取法：正坐低头或俯卧位,在第 1 胸椎棘突下,督脉旁开 1.5 寸处取穴。

特定穴：手足太阳经之交会穴;八会穴之一,骨之会穴。

功用：强筋骨,清邪热。

主治：支气管炎,支气管哮喘,肺炎,头痛,癫痫,颈椎病,腰背肌痉挛,膝关节骨质增生,咽炎,感冒,骨结核。

◎肩外俞

归经与定位：手太阳小肠经穴。在背部,当第 1 胸椎棘突下,旁开 3 寸。

取法：前倾坐位或俯伏位，在第 1 胸椎棘突下，陶道（督脉）旁开 3 寸，当肩胛骨脊柱
　　　　缘的垂线上取穴。

功用：舒筋活络，祛风止痛。

主治：颈椎病，肩胛区神经痛，痉挛，麻痹，肺炎，胸膜炎，神经衰弱，低血压等。

◎ 风门

归经与定位：足太阳膀胱经穴。在背部，当第 2 胸椎棘突下，旁开 1.5 寸。

取法：俯卧位，在第 2 胸椎棘突下，督脉旁开 1.5 寸处取穴。

特定穴：足太阳经与督脉之交会穴。

功用：宣肺解表，益气固表。

主治：支气管炎，肺炎，哮喘，百日咳，破伤风，背部痈疽，胸膜炎，感冒，荨麻疹，肩背
　　　　软组织疾患，遗尿等。

◎ 肺俞

归经与定位：足太阳膀胱经穴。在背部，当第 3 胸椎棘突下，旁开 1.5 寸。

取法：俯卧位，在第 3 胸椎棘突下，身柱（督脉）旁开 1.5 寸处取穴。

特定穴：肺之背俞穴。

功用：解表宣肺，清热理气。

主治：支气管炎，支气管哮喘，肺炎，百日咳，肺气肿，肺结核，颈淋巴结核，胸膜炎，感
　　　　冒，心内膜炎，肾炎，风湿性关节炎，腰背痛等。

◎ 魄户

归经与定位：足太阳膀胱经穴。在背部，当第 3 胸椎棘突下，旁开 3 寸。

取法：俯卧位，平第 3 胸椎棘突下，身柱（督脉）旁开 3 寸，当肩胛骨脊柱缘处取穴。

功用：理气降逆，舒筋活络。

主治：感冒，支气管炎，哮喘，肺结核，肺不张，胸膜炎，肋间神经痛，肩背上臂部疼痛
　　　　或麻木。

◎ 厥阴俞

归经与定位：足太阳膀胱经穴。在背部，当第 4 胸椎棘突下，旁开 1.5 寸。

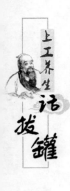

取法：俯卧位,在第4胸椎棘突下,旁开1.5寸处取穴。

特定穴：心包之背俞穴。

功用：宽胸理气,活血止痛。

主治：心绞痛,心肌炎,风湿性心脏病,心外膜炎,神经衰弱,肋间神经痛,胃炎,齿神经痛等。

◎膏肓俞

归经与定位：足太阳膀胱经穴。在背部,当第4胸椎棘突下,旁开3寸。

取法：俯卧位,两手抱肘,平第4胸椎棘突下,督脉旁开3寸,当肩胛骨脊柱缘处取穴。

功用：补虚益损,调理肺气。

主治：本穴为各种慢性虚损性疾病的常用穴。肺结核,支气管炎,哮喘,阳痿,遗精,慢性胃炎,胃出血,神经衰弱,胸膜炎,乳腺炎,贫血。

◎天宗

归经与定位：手太阳小肠经穴。在肩胛部,当冈下窝中央凹陷处,与第四胸椎相平。

取法：正坐或俯伏位,在冈下缘与肩胛骨下角的等分线上,当上、中1/3交点处。或肩胛冈下缘与肩胛骨下角连一直线,与第4胸椎棘突下间平齐处,与臑俞、肩贞成三角形处是穴。

功用：舒筋活络,理气消肿。

主治：肩周炎,肩背软组织损伤,乳腺炎等。

◎神道

归经与定位：督脉穴。在背部,当后正中线上,第5胸椎棘突下凹陷中。

取法：俯伏或俯卧,于后正中线,第5胸椎棘突下凹陷处取穴。

功用：宁神安心,清热平喘。

主治：心惊,心悸,肩背痛,咳喘,健忘,小儿风痫,增生性脊椎炎,心脏神经官能症,神经衰弱,疟疾,肋间神经痛。

◎心俞

归经与定位：足太阳膀胱经穴。在背部,当第5胸椎棘突下,旁开1.5寸。

取法：俯卧位，在第 5 胸椎棘突下，神道（督脉）旁开 1.5 寸处取穴。

特定穴：心的背俞穴。

功用：宽胸理气，通络安神。

主治：冠心病，心绞痛，风湿性心脏病，心房纤颤，心动过速，失眠，神经衰弱，肋间神经痛，精神分裂症，癫痫，癔病，胃出血，食道狭窄，背部软组织损伤等。

◎灵台

归经与定位：督脉穴。在背部，当后正中线上，第 6 胸椎棘突下凹陷中。

取法：俯伏或俯卧，于后正中线，第 6 胸椎棘突下凹陷处取穴。

功用：清热化湿，止咳定喘。

主治：气喘，咳嗽，背痛，项强，疔疮，肺炎，支气管炎，蜂窝织炎，疟疾。

◎至阳

归经与定位：督脉穴。在背部，当后正中线上，第 7 胸椎棘突下凹陷中。

取法：俯伏或俯卧，于后正中线，第 7 胸椎棘突下凹陷处取穴，约与肩胛骨下角相平。

功用：利胆退黄，宽胸利膈。

主治：胸胁胀痛，脊强，腰背疼痛，黄疸，胆囊炎，胆道蛔虫症，胃肠炎，肋间神经痛。

◎膈俞

归经与定位：足太阳膀胱经穴。在背部，当第 7 胸椎棘突下，旁开 1.5 寸。

取法：俯卧位，在第 7 胸椎棘突下，至阳（督脉）旁开 1.5 寸处取穴。

特定穴：八会穴之一，血会膈俞。

功用：理气宽胸，活血通脉。

主治：神经性呕吐，胃炎，胃溃疡，肝炎，肠炎，肠出血，心动过速，心脏肥大，心内外膜炎，食道癌，胃癌，食道狭窄，淋巴结结核，胸膜炎，哮喘，支气管炎，贫血，慢性出血性疾患，膈肌痉挛，荨麻疹，小儿营养不良。

◎膈关

归经与定位：足太阳膀胱经穴。在背部，当第 7 胸椎棘突下，旁开 3 寸。

取法：俯卧位，平第 7 胸椎棘突下，至阳（督脉）旁开 3 寸，当肩胛骨脊柱缘处取穴。

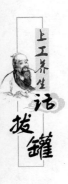

功用:宽胸理气,和胃降逆。

主治:肋间神经痛,膈肌痉挛,胃出血,肠炎。

◎肝俞

归经与定位:足太阳膀胱经穴。在背部,当第9胸椎棘突下,旁开1.5寸。

取法:俯卧位,在第9胸椎棘突下,筋缩(督脉)旁开1.5寸处取穴。

特定穴:肝之背俞穴。

功用:疏肝利胆,理气明目。

主治:急慢性肝炎,胆囊炎,慢性胃炎,胃扩张,胃痉挛,黄疸,眼睑下垂,结膜炎,青光眼,夜盲症,视网膜炎,偏头痛,神经衰弱,肋间神经痛,精神病,淋巴结结核,胃出血,肠出血,胆石症,月经不调等。

◎魂门

归经与定位:足太阳膀胱经穴。在背部,当第9胸椎棘突下,旁开3寸。

取法:俯卧位,平第9胸椎棘突下,筋缩(督脉)旁开3寸处取穴。

功用:疏肝理气,降逆和胃。

主治:肝炎,胆囊炎,胃炎,胃痉挛,食道狭窄,消化不良,肋间神经痛,神经症,癔病,心内膜炎,胸膜炎,肌肉风湿病。

◎中枢

归经与定位:督脉穴。在背部,当后正中线上,第10胸椎棘突下凹陷中。

取法:俯伏或俯卧,于后正中线,第10胸椎棘突下凹陷处取穴。

功用:健脾利湿,清热止痛。

主治:腰背疼痛,胃痛,呕吐,腹满,食欲不振,黄疸,寒热,感冒,腰背神经痛,视神经衰弱。

◎胆俞

归经与定位:足太阳膀胱经穴。在背部,当第10胸椎棘突下,旁开1.5寸。

取法:俯卧位,在第10胸椎棘突下,中枢(督脉)旁开1.5寸处取穴。

特定穴:胆之背俞穴。

功用：疏肝利胆，清热化湿。

主治：胆囊炎，肝炎，胃炎，溃疡病，呕吐，食道狭窄，肋间神经痛，失眠，癔病，胆石症，胆道蛔虫症，胸膜炎，高血压等。

◎**脊中**

归经与定位：督脉穴。在背部，当后正中线上，第11胸椎棘突下凹陷中。

取法：俯伏或俯卧，于后正中线，第11胸椎棘突下凹陷处取穴。

功用：健脾利湿，宁神镇静。

主治：腰脊强痛，腹满，不嗜食，小儿疳积，黄疸，脱肛，癫痫，感冒，增生性脊椎炎，胃肠功能紊乱，肝炎。

◎**脾俞**

归经与定位：足太阳膀胱经穴。在背部，当第11胸椎棘突下，旁开1.5寸。

取法：俯卧位，在第11胸椎棘突下，脊中（督脉）旁开1.5寸处取穴。

特定穴：脾之背俞穴。

功用：健脾和胃，利湿升清。

主治：胃溃疡，胃炎，胃下垂，胃痉挛，胃扩张，胃出血，神经性呕吐，消化不良，肠炎，痢疾，肝炎，贫血，进行性肌营养不良，肝脾肿大，慢性出血性疾病，肾下垂，月经不调，糖尿病，肾炎，小儿夜盲，荨麻疹等。

◎**胃俞**

归经与定位：足太阳膀胱经穴。在背部，当第12胸椎棘突下，旁开1.5寸。

取法：俯卧位，在第12胸椎棘突下，督脉旁开1.5寸处取穴。

特定穴：胃之背俞穴。

功用：和胃健脾，理中降逆。

主治：胃炎，胃溃疡，胃扩张，胃下垂，胃痉挛，肝炎，腮腺炎，肠炎，痢疾，糖尿病，失眠等。

◎**悬枢**

归经与定位：督脉穴。在腰部，当后正中线上，第1腰椎棘突下凹陷中。

取法：俯卧位，于后正中线，第1腰椎棘突下凹陷中取穴。

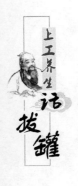

功用：助阳健脾，通调肠气。

主治：腰脊强痛，肠鸣腹痛，完谷不化，泄泻，腰背神经痉挛，胃肠神经痛，胃下垂，肠炎。

◎三焦俞

归经与定位：足太阳膀胱经穴。在腰部，当第1腰椎棘突下，旁开1.5寸。

取法：俯卧位，在第1腰椎棘突下，悬枢（督脉）旁开1.5寸处取穴。

特定穴：三焦之背俞穴。

功用：调理三焦，利水强腰。

主治：胃炎，胃痉挛，消化不良，肠炎，肾炎，尿潴留，遗精，腹水，神经衰弱，腰肌劳损等。

◎肓门

归经与定位：足太阳膀胱经穴。在腰部，当第1腰椎棘突下，旁开3寸。

取法：俯卧位，平第1腰椎棘突下，悬枢（督脉）旁开3寸处取穴。

功用：理气和胃，清热消肿。

主治：胃痉挛，胃炎，便秘，乳腺炎，腰肌劳损。

◎命门

归经与定位：督脉穴。在腰部，当后正中线上，第2腰椎棘突下凹陷中。

取法：俯卧，于后正中线，第2腰椎棘突下凹陷中取穴。

功用：补肾壮阳。

主治：虚损腰痛，遗尿，泄泻，遗精，阳痿，早泄，赤白带下，月经不调，胎屡坠，汗不出，寒热疟，小儿发痫，胃下垂，前列腺炎，肾功能低下。

◎肾俞

归经与定位：足太阳膀胱经穴。在腰部，当第2腰椎棘突下，旁开1.5寸。

取法：俯卧位，在第2腰椎棘突下，命门（督脉）旁开1.5寸处取穴。

特定穴：肾之背俞穴。

功用：益肾助阳，强腰利水。

主治：肾炎，肾绞痛，遗尿，尿路感染，阳痿，早泄，遗精，肾下垂，膀胱肌麻痹及痉挛，胃出血,肠出血,痔疮,肝肿大,月经不调,腰痛,哮喘,耳聋,贫血,肋间神经痛,脑血管病后遗症等。

◎志室

归经与定位:足太阳膀胱经穴。在腰部,当第2腰椎棘突下,旁开3寸。

取法:俯卧位,平第2腰椎棘突下,命门(督脉)旁开3寸处取穴。

功用:益肾固精,清热利湿,强壮腰膝。

主治:遗精,阳痿,前列腺炎,肾炎,膀胱炎,尿道炎,下肢瘫痪,腰肌劳损,第3腰椎横突综合征,阴囊湿疹,肾绞痛,消化不良。

◎气海俞

归经与定位:足太阳膀胱经穴。在腰部,当第3腰椎棘突下,旁开1.5寸。

取法:俯卧位,在第3腰椎棘突下,督脉旁开1.5寸处取穴。

功用:益肾壮阳,调经止痛。

主治:腰骶神经根炎,坐骨神经痛,痛经,下肢瘫痪,末梢神经炎,月经不调,功能性子宫出血,痛经,遗精,阳痿,腰肌劳损,痔疮等。

◎腰阳关

归经与定位:督脉穴。在腰部,当后正中线上,第4腰椎棘突下凹陷中。

取法:俯卧位,于后正中线,第4腰椎棘突下凹陷中取穴,约与髂嵴相平。

功用:祛寒除湿,舒筋活络。

主治:腰骶疼痛,下肢痿痹,月经不调,赤白带下,遗精,阳痿,便血,腰骶神经痛,坐骨神经痛,类风湿病,小儿麻痹,盆腔炎。

◎大肠俞

归经与定位:足太阳膀胱经穴。在腰部,当第4腰椎棘突下,旁开1.5寸。

取法:俯卧位,在第4腰椎棘突下,腰阳关(督脉)旁开1.5寸处,约与髂嵴高点相平。

特定穴:大肠之背俞穴。

功用:理气降逆,调和肠胃。

主治:腰痛,骶髂关节炎,骶棘肌痉挛,肠炎,痢疾,便秘,小儿消化不良,阑尾炎,肠出

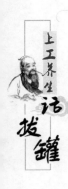

血,坐骨神经痛,遗尿,肾炎,淋病。

◎腰眼

　　归经与定位:经外奇穴。在腰部,位于第4腰椎棘突下,旁开约3.5寸凹陷中。

　　取穴:患者俯卧位,先取与髂嵴相平的腰阳关穴,在与腰阳关穴相平左右各旁开3.5

　　　　寸处取穴。

　　功用:强腰健肾。

　　主治:腰痛,腹痛,尿频,遗尿,消渴等。

◎上髎

　　归经与定位:足太阳膀胱经穴。在骶部,当髂后上棘与后正中线之间,适对第1骶后

　　　　孔处。

　　取法:俯卧位,在第1骶后孔处取穴。

　　功用:调理下焦,通经活络。

　　主治:月经不调,子宫脱垂,子宫内膜炎,盆腔炎,卵巢炎,腰痛,腰骶关节炎,膝关节炎,坐

　　　　骨神经痛,下肢瘫痪,小儿麻痹后遗症,外阴湿疹,痔疮,睾丸炎,便秘,尿潴留等。

◎小肠俞

　　归经与定位:足太阳膀胱经穴。在骶部,当骶正中嵴旁1.5寸,平第1骶后孔。

　　取法:俯卧位,平第1骶后孔,督脉旁1.5寸处,当髂后上棘内缘与骶骨间的凹陷处

　　　　取穴。

　　特定穴:小肠之背俞穴。

　　功用:通调二便,清热利湿。

　　主治:肠炎,痢疾,便秘,遗尿,遗精,盆腔炎,子宫内膜炎,骶髂关节炎,痔疮。

◎次髎

　　归经与定位:足太阳膀胱经穴。在骶部,当髂后上棘内下方,适对第2骶后孔处。

　　取法:俯卧位,在第2骶后孔处取穴。

　　功用:补益下焦,强腰利湿。

　　主治:同上髎穴,为泌尿生殖系统疾病的常用穴。

◎膀胱俞

归经与定位： 足太阳膀胱经穴。在骶部，当骶正中嵴旁 1.5 寸，平第 2 骶后孔。

取法： 俯卧位，平第 2 骶后孔，当髂后上棘内缘下与骶骨间的凹陷处取穴。

特定穴： 膀胱之背俞穴。

功用： 清热利湿，通经活络。

主治： 肠炎，便秘，痢疾，腰骶神经痛，坐骨神经痛，膀胱炎，遗尿，糖尿病，脚气，子宫内膜炎等。

◎胞肓

归经与定位： 足太阳膀胱经穴。在臀部，平第 2 骶后孔，骶正中嵴旁开 3 寸。

取法： 俯卧位，平第 2 骶后孔，督脉旁开 3 寸处取穴。

功用： 补肾强腰，通利二便。

主治： 膀胱炎，尿道炎，尿潴留，睾丸炎肠炎，便秘，坐骨神经痛，腹直肌痉挛，腰背部软组织疾患。

◎中髎

归经与定位： 足太阳膀胱经穴。在骶部，当次髎下内方，适对第 3 骶后孔处。

取法： 俯卧位，在第 3 骶后孔处取穴。

功用： 补益下焦，强腰利湿。

主治： 同上髎穴。

◎下髎

归经与定位： 足太阳膀胱经穴。在骶部，当中髎下内方，适对第 4 骶后孔处。

取法： 俯卧位，在第 4 骶后孔处取穴。

功用： 补益下焦，强腰利湿。

主治： 同上髎穴。

◎白环俞

归经与定位： 在骶部，当骶正中嵴旁 1.5 寸，平第 4 骶后孔。

取法： 俯卧位，平第 4 骶后孔，督脉旁开 1.5 寸处取穴。

五 拔罐疗法的指导理论

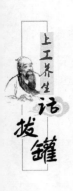

功用：益肾固精，调理经带。

主治：腰骶痛，坐骨神经痛，子宫内膜炎，肛门诸肌痉挛，小儿麻痹后遗症，下肢瘫痪，尿潴留等。

◉秩边

归经与定位：足太阳膀胱经穴。在臀部，平第4骶后孔，骶正中嵴旁开3寸。

取法：俯卧位，胞肓直下，在骶管裂孔旁开3寸处取穴。

功用：舒筋活络，强壮腰膝，调理下焦。

主治：急性腰扭伤，梨状肌损伤综合征，下肢瘫痪，坐骨神经痛，脑血管病后遗症，膀胱炎，生殖器疾病，痔疮，脱肛。

◉腰俞

归经与定位：督脉穴，仰卧位。在骶部，当后正中线上，适对骶管裂孔。

取法：俯卧或侧卧，正当骶管裂孔中取穴。

功用：调经清热，散寒除湿。

主治：腰脊疼痛，脱肛，便秘，尿血，月经不调，足清冷麻木，温疟汗不出，下肢痿痹，腰骶神经痛，过敏性结肠炎，痔疮，淋病。

胸腹部

胸腹部的常用穴位有：中府、膻中、章门、期门、日月、渊腋、辄筋、京门、带脉、五枢、维道、天溪、食窦、周荣、胸乡、大包、中脘、巨阙、大横、上脘、下脘、天枢、关元、神阙、气海、中极、承满、不容、归来、关门、梁门、滑肉门、太乙、外陵、水道、大赫、气穴等。

◉中府

归经与定位：手太阴肺经穴。在胸前壁的外上方，云门下1寸，平第1肋间隙，距前正中线6寸。

取法：仰卧位，在胸壁的外上部，平第1肋间隙，距胸骨正中线6寸处取穴。`

特定穴：肺之募穴；手、足太阴经之交会穴。

68

功用：止咳平喘,清泻肺热,健脾补气。

主治：支气管炎,肺炎,哮喘,肺结核,支气管扩张。

◉屋翳

归经与定位：足阳明胃经穴。在胸部,当第2肋间隙,距前正中线4寸。

取法：仰卧位,在乳中线上第2肋间隙中取穴。

功用：止咳化痰,消痈止痒。

主治：支气管炎,支气管扩张,胸膜炎,肋间神经痛,乳腺炎。

◉膻中

归经与定位：任脉穴。在胸部,前正中线上,平第4肋间,两乳头连线的中点。

取法：在两乳头之间,胸骨中线上,平第四肋间隙,仰卧取穴。

特定穴：心包募穴、气会穴

功用：理气止痛,生津增液。

主治：胸闷塞,气短,咳喘,心胸痛,心悸,噎膈,咳唾脓血,产妇乳少,支气管哮喘,支气管炎,食管狭窄,肋间神经痛,心绞痛,乳腺炎。

◉神封

归经与定位：足少阴肾经穴。在胸部,当第4肋间隙,前正中线旁开2寸。

取法：仰卧位,在第4肋间隙中,膻中(任脉)旁开2寸处取穴。

功用：宽胸理肺,降逆止呕。

主治：肺炎,支气管炎,哮喘,肋间神经痛,胸膜炎,心动过速,乳腺炎,腹直肌痉挛。

◉乳根

归经与定位：足阳明胃经穴。在胸部,当乳头直下,乳房根部,第5肋间隙,距前正中线4寸。

取法：仰卧位,乳头直下,在第5肋间隙中取穴。

功用：通乳化瘀,宣肺利气。

主治：乳汁不足,乳腺炎,哮喘,慢性支气管炎,胸膜炎,肋间神经痛,臂丛神经痛。

●巨阙

归经与定位：任脉穴。在上腹部,前正中线上,当脐中上 6 寸。

取法：在脐上 6 寸,腹中线上,仰卧取穴。

功用：安神宁心,宽胸止痛。

特定穴：心之募穴。

主治：胃痛,反胃,胸痛,吐逆不食,腹胀,惊悸,咳嗽,黄疸,蛔虫痛,尸厥,健忘,胃痉挛,膈肌痉挛,心绞痛,癔病,胸膜炎,癫痫。

●周荣

归经与定位：足太阴脾经穴。在胸外侧部,当第 2 肋间隙,距前正中线 6 寸。

取法：仰卧位,在胸乡上一肋,任脉旁开 6 寸,第 2 肋间隙处取穴。

功用：宣肺平喘,理气化痰。

主治：支气管炎,肺炎,胸膜炎,肺脓疡,支气管扩张食道狭窄,膈肌痉挛,肋间神经痛。

●胸乡

归经与定位：足太阴脾经穴。在胸外侧部,当第 3 肋间隙,距前正中线 6 寸。

取法：仰卧位,在天溪上 1 肋,任脉旁开 6 寸,第 3 肋间隙处取穴。

功用：宣肺止咳,理气止痛。

主治：肺炎,支气管哮喘,胸膜炎,肋间神经痛,膈肌痉挛等。

●天溪

归经与定位：足太阴脾经穴。在胸外侧部,当第 4 肋间隙,距前正中线 6 寸。

取法：仰卧位,在食窦上 1 肋,任脉旁开 6 寸,平第 4 肋间隙中取穴。

功用：宽胸理气,止咳通乳。

主治：肺炎,支气管炎,哮喘,胸膜炎,乳汁分泌不足,肋间神经痛。

●渊腋

归经与定位：足少阳胆经穴。在侧胸部,举臂,当腋中线上,第 4 肋间隙中。

取法：侧卧举臂,当腋中线上,当第 4 肋间隙处取穴。

功用：理气宽胸，消肿止痛。

主治：胸肌痉挛，肋间神经痛，胸膜炎，颈及腋下淋巴结炎，肩臂痛。

◎辄筋

归经与定位：足少阳胆经穴。在侧胸部，渊腋前1寸，平乳头，第4肋间隙中。

取法：正坐或侧卧位，在渊腋前1寸，当第4肋间隙处取穴。

特定穴：足太阳、少阳之交会穴。

功用：降逆平喘，理气止痛。

主治：胸膜炎，支气管哮喘，肋间神经痛，神经衰弱，四肢痉挛抽搐，呕吐。

◎食窦

归经与定位：足太阴脾经穴。在胸外侧部，当第5肋间隙，距前正中线6寸。

取法：仰卧位，在中庭（任脉）旁开6寸，第5肋间隙处取穴。

功用：宣肺平喘，健脾和中，利水消肿。

主治：气管炎，肺炎，胸膜炎，肋间神经痛，肝炎，腹水，尿潴留，右食窦治肝区痛效好。

◎大包

归经与定位：足太阴脾经穴。在侧胸部，腋中线上，当第6肋间隙处。

取法：侧卧举臂，在腋下6寸、腋中线上，第6肋间隙处取穴。

主治：哮喘，胸膜炎，心内膜炎，肋间神经痛，全身疼痛、无力。

◎期门

归经与定位：足厥阴肝经穴。在胸部，当乳头直下，第6肋间隙，前正中线旁开4寸。

取法：仰卧位，先定第4肋间隙的乳中穴，并于其下2肋（第6肋间）处取穴。对于女
　　　性患者则应以锁骨中线的第6肋间隙处定取。

特定穴：肝之募穴，交会穴之一，足太阳、厥阴、阴维之会。

功用：健脾疏肝，理气活血。

主治：胃肠神经官能症，肠炎，胃炎，胆囊炎，肝炎，肝肿大，心绞痛，胸胁胀满，癃闭遗
　　　尿，肋间神经痛，腹膜炎，胸膜炎，心肌炎，肾炎，高血压。

◉ 日月

归经与定位：足少阳胆经穴。在上腹部，当乳头直下，第 7 肋间隙，前正中线旁开 4 寸。

取法：正坐或仰卧位，在乳头下方，当第 7 肋间隙处取穴。

功用：利胆疏肝，降逆和胃。

主治：黄疸，膈肌痉挛，胃及十二指肠溃疡，急慢性肝炎，胆囊炎，肋间神经痛。

◉ 章门

归经与定位：足厥阴肝经穴。在侧腹部，当第 11 肋骨游离端的下方处。

取法：仰卧位或侧卧位，在腋中线上，合腋屈肘时，当肘尖止处是该穴。

特定穴：脾之募穴，交会穴之一，足厥阴、少阳之会。八会穴之一，脏之会穴。

功用：疏肝健脾，理气散结，清利湿热。

主治：此穴为脏会穴，统治五脏疾病，消化不良，腹痛腹胀，肠炎泄泻，肝炎黄疸，肝脾肿大，小儿疳积，高血压，胸胁痛，腹膜炎，烦热气短，胸闷肢倦，腰脊酸痛。

◉ 京门

归经与定位：足少阳胆经穴。在侧腰部，章门后 1.8 寸，当第 12 肋骨游离端的下方。

取法：侧卧位，于侧腹部，当第 12 肋骨游离端下际取穴。

特定穴：肾之募穴。

功用：健脾通淋，温阳益肾。

主治：肾炎，疝痛，尿结石，肋间神经痛，腰背肌劳损，肠炎。

◉ 带脉

归经与定位：足少阳胆经穴。在侧腹部，章门下 1.8 寸，当第 11 肋骨游离端下方垂线与脐水平线的交点上。

取法：侧卧位，在第 11 肋骨游离端直下，与脐相平处取穴。

特定穴：足少阳、带脉之交会穴。

功用：健脾利湿，调经止带。

主治：功能性子宫出血，闭经，子宫内膜炎，附件炎，盆腔炎，子宫脱垂，阴道炎，膀胱炎，睾丸炎，腰痛，下肢无力等。

◎五枢

归经与定位：足少阳胆经穴。在侧腹部，当髂前上棘的前方，横平脐下 3 寸处。

取法：侧卧位，在腹侧髂前上棘之前 0.5 寸，约平脐下 3 寸处取穴。

特定穴：足少阳、带脉之交会穴。

功用：调经止带，调理下焦。

主治：子宫内膜炎，阴道炎，疝痛，睾丸炎，腰痛，便秘。

◎维道

归经与定位：足少阳胆经穴。在侧腹部，当髂前上棘的前下方，五枢前下 0.5 寸。

取法：仰卧或侧卧位，在五枢穴前下 0.5 寸处取穴。

特定穴：足少阳、带脉之交会穴。

功用：调理冲任，利水止痛。

主治：子宫内膜炎，肾炎，附件炎，盆腔炎，子宫脱垂，肠炎，阑尾炎，习惯性便秘，肾炎，疝气，髋关节疼痛。

◎不容

归经与定位：足阳明胃经穴。在上腹，当脐中上 6 寸，距前正中线 2 寸。

取法：仰卧位，在脐上 6 寸，巨阙穴（任脉）旁开 2 寸处取穴。

功用：调中和胃，理气止痛。

主治：胃炎，胃扩张，神经性呕吐，消化不良，腹痛，咳嗽，哮喘，肋间神经痛，肩臂部诸肌痉挛或萎缩。

◎上脘

归经与定位：任脉穴。在上腹部，前正中线上，当脐中上 5 寸。

取法：在脐上 5 寸，腹中线上，仰卧取穴。

特定穴：任脉、足阳明、手太阳之会。

功用：和胃降逆，化痰宁神。

主治：反胃，呕吐，食不化，胃痛，纳呆，腹胀腹痛，咳嗽痰多，积聚，黄疸，虚劳吐血，胃炎，胃扩张，膈肌痉挛，肠炎。

◉承满

归经与定位：足阳明胃经穴。在上腹部,当脐上 5 寸,距前正中线 2 寸。

取法：仰卧位,在脐上 5 寸,上脘(任脉)旁开 2 寸处取穴。

功用：理气和胃,降逆止呕。

主治：消化系统疾病:胃、十二指肠溃疡,胃痉挛,急慢性胃炎,消化不良,胃神经官能症,腹膜炎,肝炎,痢疾,肠炎。

◉中脘

归经与定位：任脉穴。在上腹部,前正中线上,当脐中上 4 寸。

取法：在脐上 4 寸,腹中线上,仰卧取穴。

功用：和胃健脾,降逆利水。

特定穴：手太阳、少阳、足阳明所生,任脉之会。

主治：胃痛,腹痛,腹胀,呕逆,反胃,食不化;肠鸣,泄泻,便秘,便血,胁下坚痛;喘息不止,失眠,脏躁,癫痫,尸厥。胃炎,胃溃疡,胃扩张,子宫脱垂,荨麻疹,食物中毒。

◉梁门

归经与定位：足阳明胃经穴。在上腹部,当脐中上 4 寸,距前正中线 2 寸。

取法：仰卧位,在脐上 4 寸,中脘穴(任脉)旁开 2 寸处取穴。

功用：和胃理气,健脾调中。

主治：消化系统疾病:胃痉挛,溃疡病,胃炎,胃神经官能症,肠炎,痢疾,消化不良。

◉关门

归经与定位：足阳明胃经穴。在上腹部,当脐中上 3 寸,距前正中线 2 寸。

取法：仰卧位,在脐上 3 寸,建里穴(任脉)旁开 2 寸处取穴。

功用：调理肠胃,利水消肿。

主治：胃炎,胃痉挛,肠炎,腹水,便秘,遗尿,水肿。

◉下脘

归经与定位：任脉穴。在上腹部,前正中线上,当脐中上 2 寸。

取法：在脐上 2 寸，腹中线上，仰卧取穴。

特定穴：足太阴、任脉之会。

功用：健脾和胃，降逆止呕。

主治：腹坚硬胀，食谷不化，痞块连脐上，呕逆，泄泻，虚肿，日渐消瘦，胃炎，胃溃疡，胃痉挛，胃扩张，肠炎。

◉太乙

归经与定位：足阳明胃经穴。在上腹部，当脐中上 2 寸，距前正中线 2 寸。

取法：仰卧位，在脐上 2 寸，下脘穴（任脉）旁开 2 寸处取穴。

功用：涤痰开窍，镇惊安神。

主治：急性胃炎，消化不良，肠鸣，腹胀，癔病，癫痫，精神病，遗尿。

◉滑肉门

归经与定位：足阳明胃经穴。在上腹部，当脐中上 1 寸，距前正中线 2 寸。

取法：仰卧位，在脐上 1 寸，水分穴（任脉）旁开 2 寸处取穴。

功用：镇惊安神，清心开窍。

主治：癫痫，精神病，子宫内膜炎，月经不调，舌炎，舌下腺炎，慢性胃肠炎。

◉神阙

归经与定位：任脉穴。仰卧位，在腹中部，脐中央。

取法：仰卧位，于脐窝中点取穴。

功用：温阳救逆，利水固脱。

主治：泄痢，绕脐腹痛，脱肛，五淋，妇人血冷不受胎，中风脱证，尸厥，角弓反张，风痫，水肿鼓胀，肠炎，痢疾，产后尿潴留。

◉天枢

归经与定位：足阳明胃经穴。在腹中部，距脐中 2 寸。

取法：仰卧位，在脐中（任脉之神阙穴）旁开 2 寸处取穴。

特定穴：大肠之募穴。

功用：调中和胃，理气健脾。

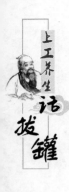

主治：急性胃肠炎，小儿腹泻，痢疾，便秘，胆囊炎，肝炎，痛经，子宫内膜炎，功能性子宫出血，肾炎。

●大横

归经与定位：足太阴脾经穴。在腹中部，距脐中4寸。

取法：仰卧位，在脐中（神阙）旁开4寸处取穴。

特定穴：足太阴、阴维之交会穴。

功用：温中散寒，调理肠胃。

主治：肠炎，习惯性便秘，久痢，肠麻痹，肠寄生虫，四肢痉挛，流行性感冒。

●外陵

归经与定位：足阳明胃经穴。在下腹部，当脐中下1寸，距前正中线2寸。

取法：仰卧位，在天枢下1寸，阴交穴（任脉）旁开2寸处取穴。

功用：和胃化湿，理气止痛。

主治：胃炎，肠炎，肠痉挛，阑尾炎，痛经。

●气海

归经与定位：任脉穴。在下腹部，前正中线上，当脐中下1.5寸。

取法：在脐下1.5寸，腹中线上，仰卧取穴。

功用：益气助阳，调经固经。

主治：下腹疼痛，大便不通，泄痢不止，癃淋，遗尿，阳痿，遗精，滑精，闭经，崩漏，带下，阴挺，中风脱症，脘腹胀满，气喘，心下痛，脏器虚惫，真气不足，肌体羸瘦，四肢力弱，奔豚，疝气，失眠，神经衰弱，肠炎。

●关元

归经与定位：任脉穴。在下腹部，前正中线上，当脐下3寸。

取法：在脐下3寸，腹中线上，仰卧取穴。

特定穴：小肠募穴；足三阴、任脉之会。

功用：培补元气，导赤通淋。

主治：少腹疼痛，霍乱吐泻，疝气，遗精，阳痿，早泄，白浊，尿闭，尿频，黄白带下，痛经,中风脱症,虚劳冷惫,羸瘦无力,眩晕,下消,尿道炎,盆腔炎,肠炎,肠粘连,神经衰弱,小儿单纯性消化不良。

◎气穴

归经与定位:足少阴肾经穴。在下腹部,当脐中下 3 寸,前正中线旁开 0.5 寸。

取法:仰卧位,在横骨上 2 寸,关元(任脉)旁开 0.5 寸处取穴。

特定穴:足少阴经与冲脉之交会穴。

功用:调理冲任,益肾暖胞。

主治:尿路感染,遗精,阳痿,阴茎痛,肾炎,膀胱麻痹,月经不调,不孕症,腹泻,角膜炎。

◎水道

归经与定位:足阳明胃经穴。在下腹部,当脐中下 3 寸,距前正中线 2 寸。

取法:仰卧位,在天枢直下 3 寸,关元穴(任脉)旁开 2 寸处取穴。

功用:利水消肿,调经止痛。

主治:肾炎,膀胱炎,尿道炎,尿潴留,睾丸炎,小儿睾丸鞘膜积液,盆腔炎,子宫病,卵巢病,腹水,脊髓炎,疝气,脱肛,便秘。

◎中极

归经与定位:任脉穴。在下腹部,前正中线上,当脐下 4 寸。

取法:在脐下 4 寸,腹中线上,仰卧取穴。

特定穴:膀胱募穴,足三阴、任脉之会。

功用:益肾兴阳,通经止带。

主治:癃闭,带下,阳痿,痛经,产后恶露不下,阴挺,疝气偏坠,积聚疼痛,冷气时上冲心,水肿,尸厥恍惚;肾炎,膀胱炎,产后子宫神经痛。

◎大赫

归经与定位:足少阴肾经穴。在下腹部,当脐中下 4 寸,前正中线旁开 0.5 寸。

取法:仰卧位,在横骨上 1 寸,中极(任脉)旁开 0.5 寸处取穴。

特定穴:足少阴经与冲脉之交会穴。

功用:益肾助阳,调经止带。

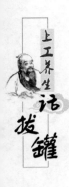

主治:遗精,早泄,阳痿,睾丸炎,月经不调,盆腔炎。

◎归来

归经与定位:足阳明胃经穴。在下腹部,当脐中下 4 寸,距前正中线 2 寸。

取法:仰卧位,在水道下 1 寸,中极穴(任脉)旁开 2 寸处取穴。

功用:活血化瘀,调经止痛。

主治:月经不调,痛经,盆腔炎,白带,闭经,卵巢炎,子宫内膜炎,睾丸炎,小儿腹股沟疝,阴茎痛,男女生殖器疾病。

上肢部

上肢部的常用穴位有:肩贞、肩中俞、肩外俞、肩井、合谷、手三里、曲池、支沟、外关、臂臑、肘髎、手五里、上廉、下廉、天府、侠白、尺泽、孔最、肩髎、臑会、天井、四渎、清冷渊、消泺、曲泽、郄门、间使、内关等。

◎肩井

归经与定位:足少阳胆经穴。在肩上,前直乳中,当大椎穴与肩峰端连线的中点上。

取法:正坐位,在肩上,当大椎穴(督脉)与肩峰连线的中点取穴。

特定穴:手足少阳、阳维之交会穴。

功用:祛风清热,活络消肿。

主治:高血压,脑卒中,神经衰弱,副神经麻痹,乳腺炎,功能性子宫出血,落枕,颈项肌痉挛,肩背痛,中风后遗症,小儿麻痹后遗症。

◎肩贞

归经与定位:手太阳小肠经穴。在肩关节后下方,臂内收时,腋后纹头上 1 寸(指寸)。

取法:正坐垂肩位,在肩关节后下方,当上臂内收时,腋后纹头直上 1 寸处取穴。

功用:清头聪耳,通经活络。

主治:耳鸣,耳聋,肩关节周围炎,脑血管病后遗症,颈淋巴结结核,头痛等。

◎肩髎

归经与定位：手少阳三焦经穴。在肩部,肩髃后方,当肩关节外展时于肩峰后下方呈现凹陷处。

取法：上臂外展平举,肩关节部即可出现两个凹陷窝,后面一个凹陷窝即是本穴。或垂肩,于锁骨肩峰端后缘直下2寸,当肩峰与肱骨大结节之间处取穴。

功用：祛风湿,通经络。

主治：荨麻疹,肩关节周围炎,脑血管后遗症,胸膜炎,肋间神经痛等。

◎臑会

归经与定位：手少阳三焦经穴。在臂外侧,当肘尖与肩髎穴的连线上,肩髎穴下3寸,三角肌的后缘。

取法：前臂旋前,于肩头后侧肩髎穴直下3寸,与天井穴相直处取穴。

特定穴：手阳明、少阳二络气之会。

功用：化痰散结,通络止痛。

主治：瘰疬瘿气,目疾,肩胛疼痛,腋下痛等。

◎天府

归经与定位：手太阴肺经穴。在臂内侧面,肱二头肌桡侧缘,腋前纹头下3寸处。

取法：坐位或卧位,在腋前皱壁上端下3寸,肱二头肌桡侧缘取穴。简便取法:臂向前平举,俯头鼻尖接触上臂侧处是穴。

功用：调理肺气,安神定志。

主治：支气管炎,哮喘,精神神经系统疾病如精神病,煤气中毒,鼻出血,吐血,肩臂部疼痛。

◎侠白

归经与定位：手太阴肺经穴。在臂内侧面,肱二头肌桡侧缘,腋前纹头下4寸,或肘横纹上5寸处。

取法：坐位或卧位,在天府下1寸,肱二头肌桡侧缘取穴。

功用：宣肺理气,宽胸和胃。

主治：支气管炎,支气管哮喘,肺炎,心动过速,上臂内侧神经痛。

◎臂臑

归经与定位：手阳明大肠经穴。在臂外侧，三角肌止点处，当曲池与肩髃连线上，曲池上 7 寸。

取法：垂臂屈肘时，在肱骨外侧三角肌下端。

特定穴：手阳明络之交会穴。

功用：清热明目，通经通络。

主治：上肢瘫痪或疼痛，肩周炎，颅顶肌肉痉挛，眼病，颈淋巴结核，头痛。

◎消泺

归经与定位：手少阳三焦经穴。在臂外侧，当清冷渊与臑会穴连线的中点处。

取法：正坐垂肩，前臂旋前，先取三角肌后下缘与肱骨交点处的臑会穴，当臑会与清冷渊之间的中点处是该穴。

功用：清热安神，活络止痛。

主治：头痛头晕，颈项强痛，臂痛背肿，癫痫牙痛。

◎手五里

归经与定位：手阳明大肠经穴。在臂外侧，当曲池与肩髃连线上，曲池上 3 寸处。

取法：屈肘，在曲池与肩髃的连线上，曲池上 3 寸处取穴。

功用：理气散结，通经活络。

主治：咯血，肺炎，扁桃体炎，胸膜炎，恐怖症，嗜睡，肋间神经痛，偏瘫，上肢疼痛，腹膜炎，颈淋巴结核。

◎清冷渊

归经与定位：手少阳三焦经穴。在上臂外侧，屈肘，当肘尖直上 2 寸，即天井穴上 1 寸。

取法：以手插腰，于肘尖（尺骨鹰嘴）后上方 2 寸，与天井穴相直处取穴。

功用：疏散风寒，通经止痛。

主治：头晕头痛，目痛目赤，肩臂痛不能举，肘痛不能屈伸等。

◎肘髎

归经与定位：手阳明大肠经穴。在臂外侧，屈肘，曲池上方 1 寸，当肱骨边缘处。

取法：屈肘,在曲池外上方 1 寸,肱骨边缘处取穴。

主治：肩周炎,肱骨外上髁炎等肘关节病。

◎ 天井

归经与定位：手少阳三焦经穴。在上臂外侧,屈肘时,肘尖直上 1 寸凹陷处。

取法：以手插腰,于肘尖(尺骨鹰嘴)后上方 1 寸凹陷处取穴。

特定穴：五腧穴之一,本经之合穴,五行属土。

功用：行气散结,安神通络。

主治：眼睑炎、扁桃腺炎、外眼角红肿、咽喉疼痛,中风、忧郁症、精神分裂症,支气管
炎、颈淋巴结核,心痛、胸痛,偏头痛、颈项痛、肘关节及上肢软组织损伤、落枕。

◎ 曲池

归经与定位：手阳明大肠经穴。在肘横纹外侧端,屈肘,当尺泽与肱骨外上髁连线中
点。

取法：屈肘成直角,当肘弯横纹尽头处。

特定穴：五输穴之合穴,五行属土。

功用：清热和营,降逆活络。

主治：为强壮穴之一。急性脑血管病后遗症,肩周炎,肘关节炎,流行性感冒,肺炎,
扁桃体炎,咽喉炎,牙痛,麦粒肿,甲状腺肿大,乳腺炎,高血压,皮肤病,过敏性
疾病。

◎ 曲泽

归经与定位：手厥阴心包经穴。在肘横纹中,当肱二头肌腱的尺侧缘。

取法：仰掌,微屈肘,在肘横纹上,肱二头肌腱的尺侧缘取穴。

特定穴：五输穴之合穴,五行属水。

功用：清暑泄热,和胃降逆,清热解毒。

主治：心绞痛,风性心脏病,心肌炎,急性胃肠炎,支气管炎,中暑,小儿舞蹈病等。

◎ 尺泽

归经与定位：手太阴肺经穴。在肘横纹中,肱二头肌腱桡侧凹陷处。

五 拔罐疗法的指导理论

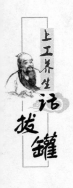

取法：手掌向上，微屈肘，在肘横纹上，肱二头肌腱桡侧缘处取穴。

特定穴：五输穴之合穴，五行属水。

功用：清热和胃，通络止痛。

主治：肺结核，咯血，肺炎，支气管炎，支气管哮喘，咽喉肿痛，胸膜炎，肘关节病，脑血管病后遗症，前臂痉挛，肩胛神经痛等，精神病，小儿抽搐，膀胱括约肌麻痹（小便失禁）。

●手三里

归经与定位：手阳明大肠经穴。在前臂背面桡侧，当阳溪与曲池连线上，肘横纹下 2 寸。

取法：侧腕屈肘，在阳溪与曲池的连线上，曲池下 2 寸处取穴。

功用：通经活络，清热明目，调理肠胃。

主治：腰痛，肩臂痛，上肢麻痹，半身不遂，溃疡病，肠炎，消化不良，牙痛，口腔炎，颈淋巴结核，面神经麻痹，感冒，乳腺炎。

●上廉

归经与定位：手阳明大肠经穴。在前臂背面桡侧，当阳溪与曲池连线上，肘横纹下 3 寸。

取法：侧腕屈肘，在阳溪与曲池的连线上，曲池下 3 寸处取穴。

功用：调理肠胃，通经活络。

主治：肩周炎，网球肘，脑血管病后遗症，肠鸣腹痛。

●下廉

归经与定位：手阳明大肠经穴。在前臂背面桡侧，当阳溪与曲池连线上，肘横纹下 4 寸。

取法：侧腕屈肘，在阳溪与曲池的连线上，曲池下 4 寸处取穴。

功用：调理肠胃，通经活络。

主治：网球肘，肘关节炎，腹痛，肠鸣音亢进，急性脑血管病。

●孔最

归经与定位：手太阴肺经穴。在前臂掌面桡侧，当尺泽与太渊连线上，腕横纹上 7 寸处。

取法：伸臂仰掌，于尺泽与太渊的连线上，距太渊穴 7 寸处取穴。

特定穴：手太阴经之郄穴。

功用：清热止血，润肺理气。

主治：,肺结核咯血,咽喉炎,扁桃体炎,支气管炎,支气管哮喘,肘臂痛,手关节痛。

◉四渎

归经与定位：手少阳三焦经穴。在前臂背侧,肘尖下方 5 寸,当阳池与肘尖的连线上,尺骨与桡骨之间。

取法：半屈肘俯掌,于手背腕横纹上 7 寸,尺、桡两骨之间取穴。

功用：开窍聪耳,清利咽喉。

主治：耳聋牙痛,咽喉痛,偏头痛、上肢麻痹瘫痪、神经衰弱、眩晕、肾炎等。

◉郄门

归经与定位：手厥阴心包经穴。在前臂掌侧,当曲泽与大陵的连线上,腕横纹上 5 寸。

取法：仰掌,微屈腕,在腕横纹上 5 寸,当曲泽穴与大陵穴的连线上,于掌长肌腱与桡侧腕屈肌腱之间取穴。

特定穴：手厥阴经之郄穴。

功用：宁心安神,清营止血。

主治：心绞痛,心肌炎,风湿性心脏病,心悸,膈肌痉挛,癔病,精神病,乳腺炎,胸膜炎,胃出血等。

◉支沟

归经与定位：手少阳三焦经穴。手背腕横纹上 3 寸,尺骨与桡骨之间,阳池与肘尖的连线上。

取法：伸臂俯掌,于手背腕横纹中点直上 3 寸,尺骨与桡骨之间,与间使穴相对取穴。

特定穴：五输穴之一,本经经穴,五行属火。

功用：清利三焦,通腑降逆。

主治：胁痛,习惯性便秘,暴喑,咽肿,耳聋耳鸣,目赤目痛,呕吐泄泻,经闭,产后血晕不醒人事,产后乳汁分泌不足,上肢麻痹瘫痪,肩背部软组织损伤,急性腰扭伤,肋间神经痛,胸膜炎,肺炎,心绞痛,心肌炎,急性舌骨肌麻痹。

◉间使

归经与定位：手厥阴心包经穴。在前臂掌侧,当曲泽与大陵的连线上,腕横纹上 3

五 拔罐疗法的指导理论

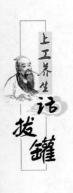

寸,掌长肌腱与桡侧腕屈肌腱之间。

取法: 伸臂仰掌,在腕横纹上3寸,掌长肌腱与桡侧腕屈肌腱之间取穴。

特定穴: 五输穴之经穴,五行属金。

功用: 宽胸和胃,清心安神,截疟。

主治: 风湿性心脏病,心绞痛,心肌炎,心脏内外膜炎,癫痫,癔病,精神分裂症,脑血管病后遗症,感冒,咽喉炎,胃炎,疟疾,荨麻疹,子宫内膜炎等。

◉**外关**

归经与定位: 手少阳三焦经穴。在手背腕横纹上2寸,尺桡骨之间,阳池与肘尖的连线上。

取法: 伸臂俯掌,于手背腕横纹中点直上2寸,尺桡骨之间,与内关穴相对取穴。

特定穴: 本经络穴。八脉交经(会)穴之一;交阳维脉。

功用: 清热解表,通经活络。

主治: 目赤肿痛,耳鸣耳聋,鼻衄牙痛,上肢关节炎,桡神经麻痹,急性腰扭伤,颞颌关节功能紊乱,落枕,腹痛便秘,肠痈霍乱,热病,感冒,高血压,偏头痛,失眠,脑血管后遗症,遗尿。

◉**内关**

归经与定位: 手厥阴心包经穴。在前臂掌侧,当曲泽与大陵的连线上,腕横纹上2寸,掌长肌腱与桡侧腕屈肌腱之间。

取法: 伸臂仰掌,在腕横纹上2寸,掌长肌腱与桡侧腕屈肌腱之间取穴。

特定穴: 手厥阴经之络穴;八脉交会穴之一,交阴维脉。

功用: 宁心安神,和胃和逆,理气镇痛。

主治: 风湿性心脏病,心绞痛,心肌炎,心内、外膜炎,心动过速,心动过缓,心律不齐,血管闭阻性脉管炎,无脉症,高血压,胃炎,胃痉挛,肠炎,痢疾,急性胆道疾患,癫痫,癔病,失眠,血管性头痛,多发性神经炎,脑血管病后遗症以及手术疼痛,膈肌痉挛,休克,甲状腺功能亢进,哮喘,疟疾。

◉**合谷**

归经与定位: 手阳明大肠经穴。在手背,第1、2掌骨间,当第2掌骨桡侧的中点处。

取法: 拇、示两指张开,以另一手的拇指关节横纹放在虎口上,当虎口与第1、2掌骨结合部连线的中点;或拇、示指合拢,在肌肉的最高处取穴。

特定穴:大肠之原穴。

功用:镇静止痛,通经活经,清热解表。

主治:感冒,头痛,咽炎,扁桃体炎,牙痛,耳聋,耳鸣,三叉神经痛,面肌痉挛,面神经麻痹,癔病,癫痫,中风偏瘫,腰扭伤,落枕,腕关节痛,痛经,闭经,催产,呃逆。

下肢部

下肢部的常用穴位有:阴包、中都、伏兔、足三里、上巨虚、丰隆、髀关、梁丘、阴市、下巨虚、承筋、委中、合阳、飞扬、跗阳、环跳、阳关、阳交、外丘、光明、悬钟、风市、阳陵泉、阴陵泉、三阴交、血海、承山等。

◎环跳

归经与定位:足少阳胆经穴。在股外侧部,侧卧屈股,当股骨大转子最凸点与骶骨裂孔的连线的外1/3与中1/3交点处。

取法:侧卧屈股位,在股骨大转子最高点与骶骨裂孔的连线上,外1/3与中1/3的交点处取穴。

特定穴:足少阳、太阳之交会穴。

功用:祛风化湿,强健腰膝。

主治:坐骨神经痛,下肢麻痹,脑血管病后遗症,腰腿痛,髋关节及周围软组织疾病,脚气,感冒,神经衰弱,风疹,湿疹。

◎髀关

归经与定位:足阳明胃经穴。在大腿前面,髂前上棘与髌底外侧端的连线上,屈股时,平会阴,居缝匠肌外侧凹陷处。

取法:仰卧位,在髂前上棘与髌骨底外缘的连线上,平臀横纹,与承扶穴(膀胱经)相对处取穴。

功用:强腰膝,通经络。

主治:下肢瘫痪,股内外肌痉挛,下肢麻痹疼痛,膝关节痛,重症肌无力,腹股沟淋巴结炎。

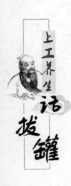

◎殷门

归经与定位：足太阳膀胱经穴。在大腿后面,当承扶与委中的连线上,承扶下6寸。

取法：俯卧位,当承扶与委中的连线上,承扶下6寸处取穴。

功用：舒筋通络,强腰膝。

主治：坐骨神经痛,下肢麻痹,小儿麻痹后遗症,腰背痛,股部炎症等。

◎箕门

归经与定位：足太阴脾经穴。在大腿内侧,当血海与冲门连线上,血海上6寸。

取法：正坐屈膝或仰卧位,当缝匠肌内侧缘,距血海上6寸处取穴。

功用：健脾渗湿,通利下焦。

主治：尿潴留,遗尿,遗精,阳萎,睾丸炎,腹股沟淋巴结炎,阴囊湿疹。

◎风市

归经与定位：足少阳胆经穴。在大腿外侧部的中线上,当横纹上7寸处。

取法：侧卧位,大腿外侧,横纹上7寸,股外侧肌与股二头肌之间,当直立垂手时,中指止点处取穴。

功用：祛风化湿,通经活络。

主治：下肢瘫痪,腰腿痛,膝关节炎,脚气,头痛,眩晕,坐骨神经痛,股外侧皮神经炎,小儿麻痹后遗症,荨麻疹,耳鸣等。

◎伏兔

归经与定位：足阳明胃经穴。在大腿前面,当髂前上棘与髌底外侧端连线上,髌底上6寸。

取法：正坐屈膝位,在膝髌上缘上6寸。当髂前上棘与髌骨外上缘的连线上取穴。

功用：散寒化湿,疏通经络。

主治：风湿性关节炎,股外侧皮神经炎,下肢瘫痪,下肢痉挛,荨麻疹,脚气,腹股沟淋巴腺炎。

◎阴包

归经与定位：足厥阴肝经穴。在大腿内侧,当股骨内上髁上4寸,股内肌与缝匠肌之间。

取法：屈膝正坐或卧位，当股骨内上髁上 4 寸即曲泉穴上 4 寸，股内肌与缝匠肌间处取穴。

功用：调经止痛，利尿通淋。

主治：月经不调，盆腔炎，遗尿，小便不利，腰腿痛，骶髂关节炎，腰肌劳损，腹股沟淋巴结炎。

◎阳关

归经与定位：足少阳胆经穴。在膝外侧，当阳陵泉上 3 寸，股骨外上髁上方的凹陷处。

取法：正坐屈膝或仰卧位，阳陵泉直上，股骨外上髁的上方凹陷处取穴。

功用：疏利关节，祛风化湿。

主治：膝关节炎，下肢瘫痪，膝关节及周围软组织疾患，脚气，股外侧皮神经麻痹，坐骨神经痛。

◎阴市

归经与定位：足阳明胃经穴。在大腿前面，当髂前上棘与髌底外侧端的连线上，髌底上 3 寸。

取法：正坐屈膝位，在髌骨外上缘上 3 寸，当髂前上棘与髌骨外上缘的连线上取穴。

功用：温经散寒，理气止痛。

主治：风湿性关节炎，髌上滑囊炎，髌骨软化症，脑血管病后遗症，糖尿病，水肿。

◎梁丘

归经与定位：足阳明胃经穴。屈膝，在大腿前面，当髂前上棘与髌底外侧端的连线上，髌底上 2 寸。

取法：正坐屈膝位，在膝髌上外缘上 2 寸凹陷处，当髂前上棘与髌骨外上缘之连线上取穴。

特定穴：足阳明经之郄穴。

功用：理气和胃，通经活络。

主治：胃痉挛，胃炎，腹泄，乳腺炎，痛经，风湿性关节炎，髌上滑囊炎，髌骨软化症，膝关节病变。

上工养生
话拔罐

◎血海

归经与定位：足太阴脾经穴。屈膝,在大腿内侧,髌底内侧端上2寸,当股四头肌内
侧头的隆起处。

取法：正坐屈膝位,在髌骨内上缘上2寸,当股内侧肌突起中点处取穴;或正坐屈膝,
医生面对患者,用手掌按在患者膝盖骨上,掌心对准膝盖骨顶端,拇指向内侧,
当拇指尖所到之处是穴。

功用：调经统血,健脾化湿。

主治：月经不调,功能性子宫出血,子宫内膜炎,湿疹,荨麻疹,皮肤瘙痒症,神经性皮
炎,睾丸炎,贫血,下肢溃疡;膝关节炎。

◎阳陵泉

归经与定位：足少阳胆经穴。在小腿外侧,当腓骨头前下方凹陷处。

取法：正坐屈膝垂足位,在腓骨小头前下方凹陷处取穴。

功用：疏肝利胆,强健腰膝。

主治：膝关节炎及周围软组织疾病,下肢瘫痪,踝扭伤,肩周炎,落枕,腰扭伤,臀部肌
肉注射后疼痛,肝炎,胆结石,胆绞痛,胆道蛔虫症,习惯性便秘,高血压病,肋
间神经痛。

◎阴陵泉

归经与定位：足太阴脾经穴。在小腿内侧,当胫骨内侧髁后下方凹陷处。

取法：正坐屈膝或仰卧位,在胫骨内侧髁后下方约胫骨粗隆下缘平齐处取穴。

特定穴：五输穴之合穴,五行属水。

功用：清利温热,健脾理气,益肾调经,通经活络。

主治：遗尿,尿潴留,尿失禁,尿路感染,肾炎,遗精,阳痿,腹膜炎,消化不良,腹水,肠
炎,痢疾,阴道炎,月经不调,失眠,膝关节炎,下肢麻痹。

◎委中

归经与定位：足太阳膀胱经穴。在腘横纹中点,当股二头肌腱与半腱肌肌腱的中间。

取法：俯卧位在腘窝横纹中央,股二头肌腱与半腱肌肌腱的中间处取穴。

特定穴：五输穴之合穴,五行属土。

功用：舒筋活络,泄热清暑,凉血解毒。

主治：急性胃肠炎,肠炎,腹痛,遗尿,尿潴留,坐骨神经痛,脑血管病后遗症,癫痫,湿
　　　疹,风疹,荨麻疹,牛皮癣,疖疮,腰背痛,风湿性膝关节炎,腓肠肌痉挛,中暑,
　　　疟疾,鼻出血。

◎委阳

归经与定位：足太阳膀胱经穴。在腘横纹外侧端,当股二头肌腱的内侧。

取法：俯卧位,在腘横纹外侧端,股二头肌腱内缘取穴。

特定穴：三焦之下合穴。

功用：舒筋活络,通利水湿。

主治：腰背肌痉挛,腰背痛,膝肿痛,腓肠肌痉挛,肾炎,膀胱炎,乳糜尿,下腹部痉挛,
　　　癫痫,热病等。

◎阴谷

归经与定位：足少阴肾经穴。在腘窝内侧,屈膝时,当半腱肌肌腱与半膜肌肌腱之间。

取法：正坐屈膝,当腘窝内侧,和委中相平,在半腱肌肌腱和半膜肌肌腱之间处取穴。

特定穴：五输穴之合穴,五行属水。

功用：益肾调经,理气止痛。

主治：泌尿系感染,阳痿,遗精,阴茎痛,阴道炎,外阴炎,功能性子宫出血,胃炎,肠
　　　炎,癫痫,精神病,阴痒,膝关节炎。

◎合阳

归经与定位：足太阳膀胱经穴。在小腿后面,当委中与承山的连线上,委中下 2 寸。

取法：俯卧或正坐垂足位,在委中直下 2 寸,当委中与承山的连线上取穴。

功用：舒筋通络,调经止带,强健腰膝。

主治：功能性子宫出血,月经不调,子宫内膜炎,睾丸炎,前列腺炎,脑血管病后遗症,
　　　肠出血,疝痛,腓肠肌痉挛。

◎足三里

归经与定位：足阳明胃经穴。在小腿前外侧,当犊鼻下 3 寸,距胫骨前缘一横指(中指)。

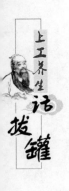

取法：正坐屈膝位，于外膝眼（犊鼻）直下一夫（3 寸），距离胫骨前嵴一横指处取穴。或用手从膝盖正中往下摸取胫骨粗隆，在胫骨粗隆外下缘直下 1 寸处是穴。

特定穴：五输穴之合穴，五行属土；胃之下合穴。

功用：健脾和胃，扶正培元，通经活络，升降气机。

主治：本穴应用广泛，为全身强壮要穴，针灸按摩可预防脑血管意外的发生，亦为消化系统常用要穴。主治急慢性胃肠炎，胃痉挛，胃、十二指肠溃疡，胃下垂，肠炎，痢疾，急慢性胰腺炎，阑尾炎，肠梗阻，肝炎，消化不良，小儿厌食，高血压，冠心病，心绞痛，贫血，风湿热，支气管炎，支气管哮喘，肾炎，膀胱炎，遗尿，阳痿，遗精，月经不调，功能性子宫出血，盆腔炎，头痛，失眠，神经衰弱，小儿麻痹，面神经麻痹，脑血管病，眼疾，口腔疾患，耳聋，耳鸣。

◎中都

归经与定位：足厥阴肝经穴。在小腿内侧，当内踝尖上 7 寸，于胫内侧面的后中 1/3 交点处。

取法：正坐或仰卧位，先在内踝尖上 7 寸的胫骨内侧面作一水平线，当胫骨内侧面的上中 1/3 交点处取穴。

功用：疏肝理气，调经止血。

主治：崩漏，疝气，产后恶露不尽，盆腔炎阴暴痛，腹胀腹痛，痢疾泄泻，肠炎，急性肝炎，膝关节炎症，下肢麻痹疼痛，足软无力，喉炎。

◎蠡沟

归经与定位：足厥阴肝经穴。在小腿内侧，当足内踝尖上 5 寸，胫骨内侧面中央。

取法：正坐或仰卧位，先在内踝尖上 5 寸的胫骨内侧面上作一水平线，当胫骨内侧面的后中 1/3 交点处取穴。

特定穴：足厥阴经之络穴。

功用：疏肝理气，调经止带。

主治：性功能亢进，月经不调，子宫内膜炎，功能性子宫出血，尿闭，疝气，梅核气，精神疾病，脊髓炎，心动过速，腰背部及膝关节急慢性损伤。

◎上巨虚

归经与定位：足阳明胃经穴。在小腿前外侧，当犊鼻下 6 寸，距胫骨前缘一横指（中指）。

取法：正坐屈膝位，在犊鼻下 6 寸，当足三里与下巨虚连线的中点处取穴。

特定穴：大肠之下合穴。

功用：调和肠胃，通经活络。

主治：阑尾炎，胃肠炎，泄泻，痢疾，疝气，便秘，消化不良，脑血管病后遗症，下肢麻痹
　　　或痉挛，膝关节肿痛。

●丰隆

归经与定位：足阳明胃经穴。在小腿前外侧，当外踝尖上 8 寸，条口外，距胫骨前缘
　　　　　　二横指（中指）。

取法：正坐屈膝或仰卧位，在条口穴后方一横指取穴，约当犊鼻与解溪的中点处。

特定穴：足阳明经之络穴。

功用：健脾化痰，和胃降逆，开窍。

主治：精神病，癔病，失眠，头痛，高血压，脑出血，脑血管病后遗症，急慢性支气管炎，
　　　哮喘，胸膜炎，肝炎，阑尾炎，便秘，尿潴留，烟癖，肥胖病，腿膝酸痛，肩周炎。

●下巨虚

归经与定位：足阳明胃经穴。在小腿前外侧，当犊鼻下 9 寸，距胫骨前缘一横指（中指）。

取法：正坐屈膝位，在犊鼻下 9 寸，条口下约一横指，距胫骨前嵴约一横指处。当犊
　　　鼻与解溪穴的连线上取穴。

特定穴：小肠之下合穴。

功用：调肠胃，通经络，安神志。

主治：急慢性肠炎，急慢性肝炎，胰腺炎，癫痫，精神病，肋间神经痛，下肢瘫痪，下肢
　　　麻痹痉挛。

●承筋

归经与定位：足太阳膀胱经穴。在小腿后面，当委中与承山的连线上，腓肠肌肌腹中
　　　　　　央，委中下 5 寸。

取法：俯卧或正坐垂足位，在合阳与承山之，间腓肠肌肌腹中央取穴。

功用：舒筋活络，强健腰膝，清泄肠热。

主治：急性腰扭伤，腓肠肌痉挛或麻痹，脱肛，痔疮，便秘。

◎承山

归经与定位：足太阳膀胱经穴。在小腿后面正中，委中与昆仑之间，当伸直小腿或足跟上提时腓肠肌肌腹下出现尖角凹陷处。

取法：俯卧位，下肢伸直，足趾挺而向上，其腓肠肌部出现人字陷纹，于其尖下取穴。或直立，两手上举按着墙壁，足尖着地，在腓肠下部出现人字陷纹，当人字尖下取穴。

功用：理气止痛，舒筋活络，消痔。

主治：腰肌劳损，腓肠肌痉挛，下肢瘫痪，痔疮，脱肛，坐骨神经痛，小儿惊风，痛经。

◎飞扬

归经与定位：足太阳膀胱经穴。在小腿后面，当外踝后，昆仑穴直上7寸，承山外下方1寸处。

取法：正坐垂足，在承山穴外下方，当昆仑上7寸处取穴。

特定穴：足太阳经之络穴。

功用：清热安神，舒筋活络。

主治：风湿性关节炎，痔疮，膀胱炎，癫痫，眩晕等。

◎跗阳

归经与定位：足太阳膀胱经穴。在小腿后面，外踝后，昆仑穴直上3寸。

取法：正坐垂足或俯卧位，在足外踝后方，昆仑直上3寸处取穴。

特定穴：阳跷脉之郄穴。

功用：舒筋活络，退热散风。

主治：急性腰扭伤，下肢瘫痪，腓肠肌痉挛，面神经麻痹，三叉神经痛，头痛等。

◎阳交

定位取穴：足少阳胆经穴。在小腿外侧，当外踝尖上7寸，腓骨后缘。

取法：正坐垂足或仰卧位，在外踝尖上7寸，腓骨后缘取穴。

特定穴：阳维脉之郄穴。

功用：疏肝理气，安神定志。

主治：精神神经系统疾病：腓浅神经疼痛或麻痹，坐骨神经痛，癫痫，精神病。

● 外丘

归经与定位：足少阳胆经穴。在小腿外侧,当外踝尖上 7 寸,腓骨前缘,平阳交。

取法：正坐垂足或仰卧位,在外踝尖上 7 寸,与阳交穴相平,于腓骨前缘取穴。

特定穴：足少阳经之郄穴。

功用：疏肝理气,通络安神。

主治：腓神经痛,下肢麻痹,癫痫,踝关节周围软组织疾病。

● 光明

归经与定位：足少阳胆经穴。在小腿外侧,当外踝尖上五寸,腓骨前缘。

取法：正坐垂足或仰卧位,在外踝尖直上 5 寸,当腓骨前缘,趾长伸肌和腓骨短肌间取穴。

特定穴：足少阳经之络穴。

功用：疏肝明目,活络消肿。

主治：睑缘炎,屈光不正,夜盲,视神经萎缩,偏头痛,精神病,膝关节炎,腰扭伤。

● 悬钟

归经与定位：足少阳胆经穴。在小腿外侧,当外踝尖上 3 寸,腓骨前缘。

取法：正坐垂足或卧位,外踝尖上 3 寸,当腓骨后缘与腓骨长、短肌腱之间凹陷处取穴。

特定穴：八会穴之髓会。

功用：平肝熄风,疏肝益肾。

主治：中风后遗症,下肢痿痹,踝关节及周围软组织疾病,脊髓炎,腰扭伤,头痛,扁桃体炎,鼻炎,鼻出血。

● 三阴交

归经与定位：足太阴脾经穴。在小腿内侧,当足内踝尖上 3 寸,胫骨内侧缘后方。

取法：正坐或仰卧位,在内踝高点上 3 寸,胫骨内侧面后缘取穴。

特定穴：足太阴、厥阴、少阴之交会穴。

功用：健脾胃,益肝肾,调经带。

主治：急慢性肠炎,细菌性痢疾,肝脾肿大,腹水浮肿,肝炎,胆囊炎,肾炎,尿路感染,尿潴留,尿失禁,乳糜尿,月经失调,功能性子宫出血,痛经,带下,更年期综合征,阴道炎,盆腔炎,前阴瘙痒,胎位异常,子宫下垂,难产,癫痫,精神分裂症,

五 拔罐疗法的指导理论

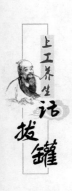

神经衰弱,高血压,血栓闭塞性脉管炎,荨麻疹,神经性皮炎,膝、踝关节及其周围软组织病变,糖尿病。

● 涌泉

归经与定位:足少阴肾经穴。在足底部,蹺足时足前部凹陷处,约当足底 2、3 趾趾缝纹头端与足跟连线的前 1/3 与后 2/3 交点上。

取法:俯卧或仰卧位,在足心前 1/3 的凹陷处取穴。

特定穴:五输穴之井穴,五行属木。

功用:苏厥开窍,滋阴益肾,平肝熄风。

主治:休克,晕车,脑出血,失眠,癔病,癫痫,精神病,小儿惊风,神经性头痛,舌骨肌麻痹,咽喉炎,急性扁桃体炎,胃痉挛,黄疸,遗尿,尿潴留,足底痛,下肢肌痉挛,子宫下垂,支气管炎,心肌炎,风疹等。

下 篇
治 疗 保 健 篇

　　本篇各科病症的治疗仅介绍常用罐法,如留罐法、走罐法、针罐法、刺络拔罐法等,其他罐法可以参考取穴对应使用。

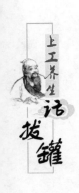

一、内科病症

感　冒

感冒是一种由病毒引起的急性上呼吸道感染性疾病,是临床常见病、多发病。临床主要表现为:恶寒(或恶风)、头痛、全身酸痛、乏力、鼻塞流涕、打喷嚏、咳嗽、脉浮。一年四季皆可发病,尤以冬春寒冷季节为多见。容易在气候骤变时发生,如感受寒冷、淋雨等可诱发。

中医学根据感受不同邪气及临床表现的不同,主要分为以下几种:风寒感冒主要表现为恶寒重、发热轻、流涕、无汗、头痛、身痛、鼻塞声重,或咳嗽、痰稀白或脉浮紧;风热感冒表现为恶寒轻、发热重、咽痛、汗出、口渴、发热或恶风寒、头痛目胀,或咽喉肿痛、口干欲饮、自汗出,或咳嗽、痰稠黄、苔薄黄、脉浮数;伤风感冒表现为头痛、鼻塞、流涕、恶风;若挟时疫之邪且有传染性的为流行性感冒。

治则　宣肺解表,疏风通络。

取穴　大椎、风门、肺俞,督脉和膀胱经背部循行线。风热者加曲池;暑湿者加足三里、阴陵泉;头痛者加印堂、太阳;对久病体虚的感冒患者,除辨别风寒、风热选穴外,如兼气虚者加拔气海、足三里;血虚者加拔血海、三阴交;阳虚者加拔关元、命门。

操作

留罐法　患者取俯卧位或俯伏坐位,充分暴露背部,选准穴位,可用指甲掐痕做好标记,然后拔罐,采用哪种排气方式均可,最常用为闪火法。一侧的风门、肺俞可以用一个大罐覆盖或左右交替取穴。一般留罐 5～15min。热重者在上述穴位以三棱针点刺出血后加罐。先在大椎、风门、肺俞进行常规消毒,用三棱针点刺局部 1～3 下,立即在针刺部位拔火罐,拔出适量血液,留罐

5～15min,起罐后将血迹擦净。每日 1 次,3 日为 1 疗程。

走罐法 患者取俯伏卧位,充分暴露背部,将适量的医用凡士林(或其他润滑剂)涂于背部,根据患者体型选择大小适中、罐口光滑的玻璃火罐,用闪火法将罐吸在背上,然后分别沿督脉和膀胱经背部第 1 和第 2 侧线的循行线上下推动火罐,上至大椎、大杼,下至腰阳关、大肠俞,火罐吸附的强度和走罐的速度以患者能耐受为度。左右交替进行刺激致使其循行部位的皮肤潮红、充血为度。然后将火罐停于大椎穴,留罐 5min 后起罐。每日 1 次,3 日为 1 疗程。

针罐法 根据辨证加减取穴,嘱患者取合适体位,常规消毒后,针刺穴位,提插捻转取得针感后起针,选择大小适宜的火罐吸拔于穴位上,留罐 10～15min。每日 1 次,5 次为 1 疗程。

按语 吸拔时一定要达到力度,才能有良好的效果。拔罐时要保持室内温度,风寒感冒的患者在拔罐期间要注意保温,起罐后要立即穿好衣服,同时可饮用生姜红糖水,并盖好被褥助汗更佳。

中 暑

中暑是发生在夏季的一种急性病症,多因在夏季烈日之下暴晒,或在高温环境下长时间作业而引起的急性病症。临床主要表现为:卒然头昏、头痛、心中烦乱、无汗、眼发黑、恶心、倦怠、四肢发冷,指甲与口唇乌青,甚则口噤不能言,神昏、转筋抽搐;或壮热、烦躁,或汗出气短、四肢逆冷、神志不清、血压下降或腹痛剧烈、欲吐不出。

中医学认为本病是感受暑热或暑湿秽浊之气,致邪热郁蒸,气血滞塞,正气耗伤而发病。轻者为"伤暑";重者为"暑风"或"暑厥"。

治则 清热解暑。

取穴 膀胱经第 1 内侧线、太阳、中脘、命门、委中、大椎。胸闷、心悸加肺俞、心俞,恶心、食欲不振加中脘、脾俞。

操作

留罐法 适于中暑轻者采用。嘱患者俯卧位,充分暴露背部,膀胱经采

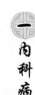

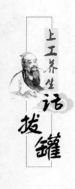

用排罐法,留罐 10～15min。起罐后,针对某些突出症状,选取有关穴位施行闪罐法 5～6 次。每日 1 次,一般施术 1～2 次痊愈。

刺络拔罐法　适于中暑重者采用。嘱患者取俯卧位,在命门、委中、大椎留罐 2min。然后取曲泽、委中常规消毒后,用三棱针点刺出血适量,拔罐 5～10min。每日 1～2 次,中病即止,放血多少视患者体质、病情轻重而灵活掌握。

按语 | 拔罐疗法能治疗中暑后的恢复期阶段。

 流行性腮腺炎

流行性腮腺炎俗称"痄腮",是指由腮腺病毒所致的急性呼吸道传染病。临床主要表现为,耳以下腮部发热、肿胀疼痛。一般预后良好,但有时可并发脑炎、睾丸炎或卵巢炎,后两者并发症可能导致成年后不育。春冬季节多见,小儿发病率较高。

中医学认为本病多因外感风热、风寒郁而化热或温热毒邪侵袭少阳、阳明脉络;或素有积热,蕴结于内,因外邪触发而流窜于少阳、阳明经,致使经气痹阻、气血留滞,发于耳后腮颊之间所致。

治则 | 清热解毒。

取穴 | 大椎、灵道、合谷、病灶压痛点。发热恶寒、头痛甚者加曲池、太阳。

操作 |

刺络拔罐法　令患者取俯卧位,将大椎、灵道、合谷,进行常规消毒。用三棱针在每个穴位点刺 1～3 下,然后立即在穴位上拔罐。留罐 5～10min 后,拔出适量的血液,起罐后,擦净皮肤上的血迹。每日 1 次,重症者可每日拔罐 2 次。

针罐法　辨证配穴,嘱患者先取仰卧位,病灶压痛点常规消毒,针刺后拔罐法 10min。然后取俯卧位,大椎、灵道、合谷常规消毒后,针刺后拔罐 10～15min。每日 1 次,3 次为 1 疗程。

按语 | 拔罐疗法治疗腮腺炎,具有抗炎、促进吸收、能较快改善症状的效应,有并发症的时候需要对症治疗。

急性支气管炎

急性支气管炎是一种常见的呼吸道疾病,多由病毒或细菌感染,或因物理、化学及过敏性因素等对气管和支气管黏膜刺激所引起。多有上呼吸道感染症状,初起常伴有喉痒、干咳、畏寒、发热、头痛、疲乏等症,发病急骤病程短暂者。

中医学认为本病多因外邪侵袭,肺卫不利,宣发肃降失调所致,临床以咳嗽为主要症状。兼表症者多为外感;无表症者多为内伤;痰多清稀为风寒或肺寒;痰多稠黏色黄为风热或肺热;干咳无痰为阴虚。

治则 祛邪解表,宣肺止咳。

取穴 膀胱经的大杼至膈俞、督脉的大椎至至阳、肺经的孔最至尺泽、胃经的足三里至丰隆、任脉的天突至膻中,大椎、肺俞、膈俞、定喘、大椎。

操作

留罐法 患者取俯卧位或俯伏坐位,充分暴露背部,选大椎、定喘、风门、肺俞、厥阴俞、膈俞,然后拔罐,采用哪种排气方式均可,最常用为闪火法。大椎、定喘可以用一个大罐覆盖或左右交替取穴。一般留罐 5～15min。

走罐法 先嘱患者取俯卧位,充分暴露背部,将背部涂适量的凡士林,用闪火法将罐拔于背部,沿着膀胱经和督脉循行线进行来回走罐,至皮肤出现紫红色瘀血为止,起罐后将背部的凡士林擦净。然后令患者仰卧位,用同样的方法在肺经、胃经和任脉的经穴来回走罐,至皮肤出现紫红色瘀血为止。一般每周走罐 1 次,每次可选 2～3 条经脉走罐,一般治疗 1 次可明显好转或痊愈。

刺络拔罐法 令患者平卧,先在大椎、风门、肺俞进行常规消毒,用三棱针在每个穴位点刺 1～3 下或用梅花针叩刺 2～3 下,然后立即在穴位上拔罐。留罐 5～10min 后,拔出适量的血液,起罐后,擦净皮肤上的血迹。每日 1 次,重症者可每日拔罐 2 次。

针罐法 嘱患者取俯卧位,将大椎、肺俞、膈俞、肾俞、定喘穴常规消毒后,其余随症加减取穴,针刺穴位后用平补平泻手法,取得针感后,选择大小适宜的火罐吸拔于穴位上,留罐 10～15min。每日 1 次,10 次为 1 疗程。

一 内科病症

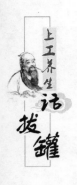

按语 拔罐时要保持室内温度,吸拔时,要注意达到力度,才能有良好的
效果。

慢性支气管炎

慢性支气管炎多由病毒或细菌感染,或因物理、化学及过敏性因素等对
气管和支气管黏膜刺激所引起。此外,机体对病原的过敏、免疫力下降可能
时导致慢性炎症的原因之一。慢性支气管炎多由急性支气管炎反复感染发
作后引起,秋冬季节天气寒冷,容易诱发,1年持续咳嗽在3个月以上,或发病
缓慢,病程较长,且反复发作。

中医学认为本病因脏腑损伤,营卫不固,复感外邪,而使肺的宣肃失常所
致。临床均以咳嗽为主要症状。兼表症者多为外感;无表症者多为内伤;痰
多清稀为风寒或肺寒;痰多稠黏色黄为风热或肺热;干咳无痰为阴虚。

治则 祛痰宣肺,补益脾肾。

取穴 膀胱经的大杼至肾俞、督脉的大椎至命门、肺经的孔最至尺泽、胃
经的足三里至丰隆、任脉的天突至膻中;肺俞、脾俞、肾俞、定喘穴。喘急加天
突、大椎;肺肾阴虚加膏肓、太溪;脾肾阳虚加脾俞、肾俞、气海、关元、足三里。

操作

留罐法 患者取俯卧位或俯伏坐位,充分暴露背部,选肺俞、脾俞、肾俞、
定喘等穴,采用哪种排气方式均可,最常用为闪火法,一般留罐10～15min。
每日1次,10日为1疗程。

走罐法 先嘱患者取俯卧位,充分暴露背部,将背部涂适量的凡士林,用
闪火法将罐拔于背部,沿着膀胱经和督脉循行线进行来回走罐,至皮肤出现
紫红色瘀血为止,起罐后将背部的凡士林擦净。然后令患者仰卧位,用同样
的方法在肺经、胃经和任脉的经穴来回走罐,至皮肤出现紫红色瘀血为止。
一般每周走罐1次,每次可选2～3条经脉走罐。

针罐法 嘱患者取俯卧位,选肺俞、脾俞、肾俞、定喘穴为主穴,其余辨证
配穴,常规消毒后,针刺穴位,取得针感后起针,选择大小适宜的火罐吸拔于
穴位上,留罐10～15min。随症加减,每日治疗1次,10次为1疗程。

刺络拔罐法 先令患者平卧,将所选穴位进行常规消毒。用三棱针在每个穴位点刺1～3下或用梅花针叩刺2～3下,然后立即在穴位上拔罐。留罐5～10min后,拔出适量的血液,起罐后,擦净皮肤上的血迹。隔日1次,10次为1疗程。

按语 拔罐时要保持室内温度,起罐后要立即穿好衣服,三伏天即使不发病,也可以进行治疗,能够预防或减轻冬季发病。

支气管哮喘

支气管哮喘是一种常见、发作性的支气管过敏性疾病,现代医学认为本病的发生与体质的特异反应性(遗传过敏体质)有关。无论成年人与小儿,一年四季均可发病,尤以寒冬季节及气候急剧变化时,发病或诱发者较多,可发于任何年龄,而以12岁前开始发病者居多。临床一般分为急性(发作性)和慢性(缓解或迁延期)2类。其临床特征是反复发作,伴有哮鸣音、以呼气性为主的呼吸困难和咳嗽。突然发作,发作前常先有喷嚏、咽喉发痒、胸闷等先兆症状。发作时呼吸急促,胸闷气粗,喉间有哮鸣声,喘息不能平卧,甚到张口抬肩,多呈阵发性发作,或伴有烦躁、神萎、面色苍白、青紫、出汗,甚则神志不清等症状。每次发作可达数小时,甚至数日才能缓解。

中医学认为素痰内伏于肺,因外感风寒、饮食不当,情志不畅等诱因而致痰气交阻,气道不利,肺气升降不利而致。当发作时,痰随气动,气因痰阻,相互搏击,阻遏气道,肺气上逆而致哮喘发作。实喘证见呼吸深长,以呼出为快,气粗声高,脉数有力,兵势急骤;虚喘证见呼吸短促难续,以深吸为快,气怯声低,脉沉细或浮大中空,病势较缓。

治则 降逆平喘。

取穴 大椎、定喘、天突。实证取尺泽、风门、肺俞,虚证取膏肓、肺俞、脾俞;寒喘取风门、肺俞、膻中;热喘取肺俞、膻中、尺泽、定喘、丰隆。

操作

留罐法 嘱患者取俯卧位,上述主穴常规消毒后,选择大小适宜的火罐,用闪火法将罐吸拔于穴位上,留罐20～30min,以皮肤出现瘀血和数个黄豆大

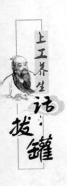

小水泡为度。若不出现水泡,可延长拔罐时间,直至皮肤出现水泡为止。起罐后刺破皮肤的水泡,挤出泡内液体,或用无菌注射器抽出泡内液体。每年治疗 2 次,即在冬天的"三九"和夏天的"三伏"天治疗。坚持治疗,防止哮喘发作。

针罐法 嘱患者取俯卧位,将大椎、定喘常规消毒后,将毫针刺入,强刺激,使患者有较强的酸胀感。起针后拔罐,至皮肤出现紫红色瘀血为止。再嘱患者仰卧位,针刺天突,起针后用小抽气罐拔罐,随症加减取穴。每周治疗 1～2 次,10 次为 1 疗程。

按语 拔罐时要保持室内温度,起罐后要立即穿好衣服,三伏天即使不发病,也可以进行治疗,可以预防或减轻冬季发病。

支气管扩张

支气管扩张简称"支扩",是一种感染性疾病,是支气管壁或细支气管壁因慢性炎症的损害造成支气管壁破坏和管腔扩张和变形。主要的临床表现是以起病慢、病程长、长期咳嗽、咯大量脓性痰和反复咯血为特征。支扩的咯痰量较多,每日可达 100～400mL,常于变换体位时容易咯出。痰液静置数小时后可分 3 层,上层为泡沫,中层为黏液,下层为脓液和坏死组织。如为厌氧菌感染可有恶臭脓痰。支气管扩张可呈反复咯血,血量多少不等。

本病在中医临床中属"咳嗽","肺痈"、"痰饮"、"咯血"的范畴。中医学认为支气管扩张病位在肺,与肝脾、肾三脏相关。一般可分为热伤肺络型、痰浊阻肺型和肺脾两虚型。

治则 化痰止咳。

取穴 大椎、肺俞、肝俞、脾俞、膻中、中府。

操作 一般采用刺络拔罐法,其他罐法也可采用。先令患者平卧,将所选穴位进行常规消毒。每次选 2～3 穴,用三棱针在每个穴位点刺 1～3 下,然后立即在穴位上拔罐。留罐 5～10min 后,拔出适量的血液,起罐后,擦净皮肤上的血迹。每日 1 次,重症者可每日拔罐 2 次。

按语 拔罐疗法治疗支气管扩张具有抗炎、促进吸收、能较快改善症状的效应,但病情重,咯血量大时不宜单纯拔罐治疗。

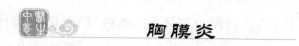

胸膜炎

胸膜炎由感染、肿瘤变态反应及物理、化学等因素引起的脏、壁两层胸膜的炎症性病变。临床主要表现为:发热、胸痛,渗出液多时可压迫心肺而引起呼吸困难。

中医学认为本病多因内有水湿痰饮,复感外邪,交阻胸胁,肺气受阻,肃降失司所致。

治则 清热解毒,宣肺逐饮。

取穴 大椎、肺俞,与病变相对应的胸、胁、背部及其疼痛反应点。发热加曲池;咳嗽有痰加丰隆、气喘加膻中;胸痛甚加相应节段的夹脊穴。

操作 一般采用针罐法。嘱患者俯卧位,在疼痛部位、胸膜摩擦音明显处及所选穴位常规消毒,针刺后拔罐3~5min。若发热恶寒甚者,加曲池行刺络拔罐法,或双耳尖点刺放血数滴。留罐10~15min。每日1次,症状缓解后改隔日1次,6次为1疗程。也可采用其他罐法。

按语 拔罐法治疗胸膜炎,具有抗炎、促进吸收、能较快改善症状的效应,但必须在对因治疗的前提下进行。

肺 炎

肺炎是肺实质的炎症,可由多种病原体如细菌、真菌、病毒、寄生虫等引起,放射线、化学物质、过敏因素等亦能引起肺炎。根据临床表现,一般分为大叶性肺炎和支气管肺炎。大叶性肺炎多见于青壮年,以高热、寒战、咳嗽、胸痛、咳出铁锈色痰为主要症状;支气管肺炎则以婴幼儿和年老体弱者为多,

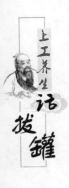

初期似感冒症状，继则发热、咳嗽、气急、鼻翼煽动、口唇和指甲发紫，甚则抽搐、昏迷。较大儿童可出现寒战、胸痛、痰中带血等症状。临床以大叶性肺炎为多见，本病好发于冬春两季。

中医学认为本病多因起居不慎，寒温失调，饮食不节，操劳过度而致邪毒内侵于肺，痰热壅阻所致。或因卫气不固、风热犯肺、内蕴痰浊、肺失宣降、痰热郁阻所致或由感冒转化而致。病位在肺，病机为邪犯卫表。

治则 清热解毒，宣肺化痰。

取穴 大椎、肺俞、天突、中府、神道。高热不退加曲池、合谷；头痛较重者加太阳、印堂；咳嗽、胸痛较重者加膀胱经、督脉、孔最；痰多加丰隆。

操作

留罐法 患者取俯卧位或俯伏坐位，充分暴露背部，选准主穴，常用闪火法，一般留罐 5～15min。每日 1 次，10 日为 1 疗程。

走罐法 嘱患者取俯卧位，充分暴露背部，在背部膀胱经及督脉上涂适量凡士林，用闪火法将罐吸拔于背部，从肺俞到膈俞、大椎至至阳，沿着膀胱经及督脉循行线，来回推拉，直至皮肤上出现紫红色瘀血为止。然后将罐吸拔于肺俞上，留罐 10～15min，以不起泡为度。每日治疗 1 次，5 次为 1 疗程。

刺络拔罐法 将穴位分成适合俯卧位和仰卧位取穴的两组穴位，先令患者取俯卧位，将所选穴位进行常规消毒。用三棱针在每个穴位点刺 1～3 下或用梅花针叩刺 2～3 下，然后立即在穴位上拔罐。留罐 5～10min 后，拔出适量的血液，起罐后，擦净皮肤上的血迹。次日可取仰卧位，每次拔罐可选择其中 1 组穴位，每日 1 次，重症者可每日拔罐 2 次。

针罐法 嘱患者取俯卧位，辨证选穴，常规消毒后，针刺穴位行手法，取得针感后，选择大小适宜的火罐吸拔于穴位上，留罐 10～15min。每日 1 次，10 次为 1 疗程。

按语 ①拔罐疗法治疗肺炎主要起辅助作用，具有改善临床症状，促进炎症吸收消退的效应，尤其是对于机体抗病力弱，肺部啰音和 X 片阴影消退缓慢，病情迁延者用之更为适宜。②刺络拔罐法和走罐疗法对于治疗高热不退的较严重的肺炎可收到较好的效果。

膈肌痉挛

膈肌痉挛，俗称"打嗝"，是由于膈肌不由自主地间歇性收缩，致使胃气上逆的一种病症。本病大多数为单独出现，亦可继发于其他疾病。其病因多与胃、肠、腹膜、纵隔、食管疾病有关。另外，不良精神因素、寒凉刺激或饮食不慎亦常为诱发因素。

中医学认为本病多因饮食不节或情志不和，正气亏虚而致胃失和降，胃气上逆动膈所致。或因受寒凉刺激，干扰胃气；或饮食不节，过食生冷、吞食过急而损伤胃气；或情志抑郁，肝气犯胃，正气虚弱，中气虚损所致。亦可因肾气不纳，致使气逆上冲。多突然发作呃声，呃逆初起，呃声响亮，多属实证；久病呃逆，气怯声低，神疲形枯，多属虚证。

治则 降逆止呃。

取穴 膻中、膈俞、中脘、内关、足三里。胃寒加上脘、脾俞、胃俞；肝气郁滞加膻中、肝俞；胃热加合谷；脾阳虚衰加脾俞、肾俞、关元；胃阴不足加胃俞。

操作

闪罐法 嘱患者取仰卧位，取膻中，用闪罐法，待呃逆停止后，留罐15min，以皮肤充血为度。严重心脏病患者慎用此法。

刺络拔罐法 嘱患者取俯卧位，选膈俞穴进行常规消毒。用三棱针点刺1～3下或用梅花针叩刺至渗血，然后立即在穴位上拔罐。留罐10min后，拔出适量的血液，起罐后，擦净皮肤上的血迹。每日1次，3次为1疗程。

针罐法 辨证选穴，嘱患者取俯卧位，将各穴常规消毒后，用平补平泻手法针刺穴位，取得针感后将膈俞穴起针，选择大小适宜的火罐吸拔于上，留罐10～15min。随症加减，每日治疗1次，10次为1疗程。实证可用刺络拔罐；虚证针刺后拔罐；虚寒证，拔罐后加温灸。每日1～2次，呃逆不发作即可停止治疗。

按语 ①本病在治疗时，如患者突然出现持续不断的膈肌痉挛，预示病情危重并趋向恶化。②老年人、冠心病患者无任何明显诱发因素，突然出现连续的呃逆，应警惕可能有心肌梗死发生，均不宜做拔罐治疗，并应及时就

一 内科病症

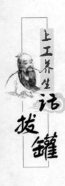

诊，以免贻误病情。

急慢性胃炎

急性胃炎是指各种原因所引起的急性胃黏膜的炎性改变，以单纯性、感染性胃炎为多见。常因暴饮暴食或食用污染不洁食物所致，是临床常见多发病。男女皆可发病，尤以中老年人居多。主要症状为上腹部不适或骤然疼痛。疼痛可有胀痛、冷痛、热痛、隐痛、刀割样剧痛等。慢性胃炎是指各种原因所引起的慢性胃黏膜的炎性改变，包括浅表性胃炎、萎缩性胃炎和肥厚性胃炎，主要症状为上腹部不适或疼痛，疼痛反复发作，常伴有痞闷或胀痛、嗳气、泛酸、恶心、呕吐等症。

中医学认为本病多因外邪犯胃或饮食不慎而致中焦气机不利，纳运失常，胃失和降，浊气上逆所致；或因精神刺激，情志不畅，气机逆乱，肝气犯胃；或外邪内侵，劳累受寒，克犯脾胃等。每遇过度劳累，饮食失节，精神紧张或气候变化而反复发作，迁延不愈或疼痛加剧。在背部从膈俞至胃部之间的相应部位可出现压痛点。

治则 和胃止痛。

取穴 中脘、足三里、梁丘、至阳、脾俞、胃俞。寒邪犯胃加关元；湿热中阻加内庭、合谷；饮食停滞加下脘、天枢；肝郁气滞加太冲、支沟；胃虚寒加灸；阴虚胃热加三阴交、太溪。

操作

留罐法 嘱患者先取仰卧位，选择大小适宜的火罐，吸拔于中脘，应用提罐法，将罐体向上轻缓提拉，力量强度逐渐加大，以不脱罐为宜，上提后放松，然后再提，如此反复 20～30 次，然后留罐 10min。再取俯卧位，如上法在脾俞、胃俞拔罐，随症加减穴位，如属于寒邪犯胃或脾胃虚寒型胃痛，可用单纯拔罐法，留罐 20～30min，罐后加隔姜灸中脘。

指罐法 取中脘、梁门，先用手指代替针用力点按 1min，至局部酸胀后再进行拔罐，留罐 15min。

刺络拔罐法 适用于急性胃炎，先令患者取俯卧位，将至阳穴进行常规消毒,用三棱针点刺1下后立即在穴位上拔罐,留罐5～10min后,拔出适量的血液,起罐后,擦净皮肤上的血迹。然后取仰卧位,中脘、梁门常规消毒,用梅花针叩刺至皮肤微出血为度,然后留罐10～15min。

走罐法 嘱患者取俯卧位,充分暴露背部,在背部膀胱经及督脉上涂适量润滑剂,将罐吸拔于背部,在脊椎两侧压痛点走罐至皮肤紫红色为度。然后将罐吸拔于至阳穴上,留罐10～15min。

针罐法 辨证选穴,取合适体位,常规消毒后,用平补平泻手法针刺穴位,取得针感后起针,选择大小适宜的火罐吸拔于穴位上,留罐10～15min。

综合罐法 嘱患者取仰卧位,中脘常规消毒,用梅花针叩刺至皮肤微出血为度,然后在中脘拔罐15～20min。再取俯卧位,在脊椎两侧膀胱经走罐,重点肝俞、脾俞、胃俞,至皮肤潮红色为度。

按语 ①拔罐治疗胃痛,能有效地使疼痛缓解或消除,同时要注意饮食卫生,少量多餐。勿食生冷不洁之物,不过食肥干厚味刺激之品。急性胃炎每日1次,5次为1疗程,慢性胃炎10次为1疗程。②要坚持治疗,少食辛辣等有刺激性的食物,进食应细细咀嚼。对患有萎缩性胃炎者,长期饮用酸牛奶,有助于萎缩性胃炎的治疗。

消化性溃疡

消化性溃疡主要的临床表现是以起病缓慢,反复发作的节律性,周期性上腹部疼痛为主要特征。胃溃疡的疼痛部位多在剑突下偏左,十二指肠溃疡的疼痛部位多在剑突下偏右,疼痛性质可为钝痛、灼热痛、饥饿痛、刺痛,甚则刀割样疼痛等,常为反复性、局限性、节律性和周期性。胃溃疡多发生在进食后1～2h,空腹时痛减或缓解,其规律是进食→疼痛→缓解,而十二指肠溃疡疼痛多在进食后3～4h发生,餐前或睡前痛多,又称空腹痛,进食可缓解,其规律是进食→缓解→疼痛。可因寒冷、饮食、情绪的影响而诱发,服碱性药物后可缓解。

中医学认为本病病位在胃,与肝脾相关。若频繁的七情刺激引起肝胃不和,以及长期饮食不节,劳倦内伤导致脾胃虚弱,气血失调而成。一般可分为

一 内科病症

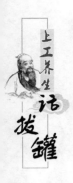

寒邪犯胃型、湿热中阻型、肝郁气滞型、脾胃虚寒型。

治则 疏肝理气，制酸止痛。

取穴 中脘、梁门、足三里、肝俞、脾俞、胃俞。寒邪犯胃加梁丘；湿热中阻加天枢；肝郁气滞加支沟；脾胃虚寒加关元，可灸。

操作

留罐法 嘱患者先取俯卧位，选择大小适宜的火罐，吸拔于根据辨证选取的穴位上，留罐10~15min。再取仰卧位，如上法在背部穴位拔罐，属于寒邪犯胃或脾胃虚寒型，可在罐后加隔姜灸中脘。隔日1次，10次为1疗程。

针罐法 辨证选穴，取合适体位，常规消毒后，用平补平泻手法针刺穴位，取得针感后起针，选择大小适宜的火罐吸拔于穴位上，留罐10~15min。随症加减，每日1次，10次为1疗程。

综合罐法 嘱患者取仰卧位，中脘、梁门常规消毒，用梅花针叩刺至皮肤微出血为度，然后在拔罐10min。再取俯卧位，在脊椎两侧膀胱经走罐，重点肝俞、脾俞、胃俞，至皮肤潮红色为度。隔日1次，10次为1疗程。

按语 要坚持治疗，饮食要规律，少食生冷及辛辣等有刺激性的食物，

胃下垂

胃下垂是由于胃支持韧带的松弛或胃壁的弛缓，以致在站立时，胃下缘达盆腔，胃小弯弧线最低点降到髂嵴连线以下的病症。本病可由多种原因引起，如体形瘦长、腹肌不结实者；腹压突然下降；多次生育使腹肌受伤。临床症状可见形体消瘦，食欲减退，腹部胀闷、疼痛，饭后饱胀感更明显，自觉有下坠感或腰带束紧感。伴有恶心、嗳气、头晕、面色萎黄、全身乏力、心慌、失眠或腹泻与便秘交替出现等。行走、食后加重，平卧减轻。上腹部平坦，下腹部膨隆，腹肌松弛，肌力降低，稍压可触及腹内动脉搏动，常有振水音。胃肠钡餐造影有助于确诊。

中医学认为本病病因多为饮食失节，七情内伤，劳累过度，病后失养等。病机以气阴不足为本，夹气滞、痰饮、血瘀为标，有时标本互见。一般可分为脾虚气陷型、痰饮内停型和肝胃不和型。

治则 补中益气。

取穴 胃俞、中脘、足三里。脾虚气陷加气海、关元、脾俞;痰饮内停加水分、阴陵泉、天枢;肝胃不和加肝俞、梁门。

操作

针罐法 辨证选穴,取合适体位,常规消毒后,用平补平泻手法针刺穴位,取得针感后起针,选择大小适宜的火罐吸拔于穴位上,留罐10~15min。2~3日1次,10次为1疗程。

留罐法 嘱患者先取仰卧位,选择大小适宜的火罐,吸拔于中脘、足三里,留罐10~15min。再取俯卧位,如上法在脾俞、胃俞拔罐,随症加减穴位,隔日1次,10次为1疗程。

走罐法 嘱患者取俯卧位,充分暴露背部,在背部膀胱经及督脉上涂适量凡士林,用闪火法将罐吸拔于背部,从大杼至胃俞沿着膀胱经来回推拉,直至皮肤上出现紫红色瘀血为止。每周2次,4周为1疗程。

按语 ①饮食起居要有规律,少食多餐,不要吃生冷刺激及不易消化的食物。饭后不宜散步、骑车,可平卧休息片刻。②加强营养,坚持腹肌锻炼,纠正不良体位。可坚持做胃下垂保健操如:仰卧起坐、仰卧挺腹臀部离开床面、仰卧抱膝摇、仰卧踏车、仰卧双腿直腿抬高、仰卧单侧直腿抬高。③可服用补中益气丸等配合治疗。

急慢性胃肠炎

急性胃肠炎是指各种原因引起的急性胃肠道黏膜弥漫性炎症。多发于夏秋季节,多因饮食不洁、冷热不调、误食腐败有毒刺激性或不易消化的食物所致。临床表现为:起病急骤,突然恶心、呕吐馊腐食物,腹痛腹泻,泻下物呈黄色稀水,恶臭,少数含有黏液,但无脓血。

中医学认为急慢性肠炎病位在脾胃与大小肠。主要病机为湿胜与脾胃功能障碍,脾主运化,喜燥恶湿,胃主受纳,喜润恶燥,脾升胃降,上下相因,燥湿相济,这样才能正常消化,一旦燥湿平衡遭到破坏,则会出现"湿胜则濡",感受暑湿秽浊之气,饮食不洁,暴饮暴食,恣食肥甘窒肠胃或误食生冷不洁之

一 内科病症

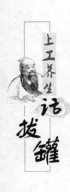

品,损伤脾胃,健运失司,湿滞内停,致脾胃升降功能失司,混杂而下,并走大肠而成泄泻,湿滞中阻,气机下畅,郁遏逆乱则腹痛。

治则 清利湿热。

取穴 神阙、中脘、天枢、关元、足三里、大椎、大肠俞、三焦俞、上巨虚、背部夹脊、膀胱经第1内侧线。寒湿泄泻加大肠俞、气海、阴陵泉;湿热泄泻加上巨虚、大椎;伤食泄泻加脾俞、下巨虚;脾虚泄泻加梁门、脾俞、气海、阴陵泉;肾虚泄泻加肾俞、大肠俞、命门、关元;肝气乘脾泄泻加中封、合谷、阴陵泉。

操作

留罐法 嘱患者先取仰卧位,选择大小适宜的火罐,用闪火法,在中脘、天枢、关元、上巨虚穴拔罐10min,起罐后翻身,再将罐吸附于大椎、大肠俞、三焦俞,留罐10～15min。每日1次,3次为1疗程。

走罐法 嘱患者取俯卧位,充分暴露背部,在背部膀胱经及督脉上涂适量凡士林,用闪火法将罐吸拔于背部,从膈俞至大肠俞沿着膀胱经来回推拉,直至皮肤上出现紫红色瘀血为止。每日1次,3日为1疗程。

刺络拔罐法 先令患者平卧,将所选穴位进行常规消毒。用三棱针在每个穴位点刺1下或用梅花针叩刺2～3下,然后立即在穴位上拔罐。留罐5～10min后,拔出适量的血液,起罐后,擦净皮肤上的血迹。每次拔罐可选择一个体位,每日1次,重症者可每日选择两个体位,3日为1疗程。

针罐法 辨证选穴,先取仰卧位,常规消毒后,取中脘、天枢、上巨虚,提插捻转取得针感后起针,翻身后取大肠俞、三焦俞,常规消毒后针刺,取得针感后起针,选择大小适宜的火罐吸拔于穴位上,留罐10～15min。每日1次,3次为1疗程。

按语 发病治疗期间,应注意休息,避免劳累和情绪波动,要坚持治疗,饮食宜清淡,少食辛辣等刺激性的食物。

细菌性痢疾

细菌性痢疾(简称菌痢)是由志贺菌引起的一种常见肠道传染病。儿童发病率远较成人为高,一年四季均可发生,多流行于夏秋季节。主要的临床表现为:腹痛、腹泻、里急后重,排黏液脓血便等,潜伏期约数小时至 7 日,一般为 1～2 日。急性期以消化道症状为主,主要以腹痛、腹泻、里急后重、大便带黏液脓血,部分患者可有恶心、呕吐、食欲不佳等。腹痛以左下腹为主,可有压痛。腹泻轻者,每日不超过 10 次,大便呈糊状或水样,少量黏液;重者每日 10～20 次或更多,以至失禁,呈脓血便。少数患者可见中毒表现,以至呼吸衰竭等急症。急性菌痢治疗不好时,病程超过 2 个月以上者为慢性期,其表现反复出现腹痛、腹胀、腹泻、排黏液或脓血便,或便秘、腹泻交替,左下腹有压痛,或因饮食不当、受凉、劳累等诱因而急性发作。

中医学认为本病病因一为外感时邪疫毒(如暑湿、风寒、疫毒等),二为内伤饮食(饮食积滞、生冷不洁等),病位主要在肠胃。

治则 清热利湿。

取穴 中脘、天枢、足三里、合谷、曲池、关元、大肠俞、三焦俞、脾俞、胃俞。

操作

留罐法 嘱患者先取仰卧位,选择大小适宜的火罐,吸拔于中脘、天枢、足三里、关元,留罐 10～15min。再取俯卧位,如上法在脾俞、胃俞、三焦俞拔罐,留罐 15min。隔日 1 次,10 次为 1 疗程。

针罐法 取合适体位,常规消毒后,用平补平泻手法针刺穴位,取得针感后起针,选择大小适宜的火罐吸拔于穴位上,留罐 10～15min。随症加减,每日 1 次,10 次为 1 疗程。

刺络拔罐法 先令患者取俯卧位,将脾俞、胃俞、大肠俞进行常规消毒,用三棱针点刺 1 下后立即在穴位上拔罐,留罐 5～10min 后,拔出适量的血液,起罐后,擦净皮肤上的血迹。然后可取仰卧位,中脘、天枢、关元常规消毒,用梅花针叩刺至皮肤微出血为度,然后留罐 10～15min,每日 1 次,5 次为 1 疗程。

按语 在治疗的同时,要求患者卧床休息,并大量饮用糖盐水。对脱水严重者应及时给予静脉补液,需要时立即送医院急救治疗。

一　内科病症

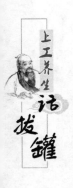

功能性便秘

功能性便秘是指大便次数减少,排便间隔时间过长,粪便干燥难解,或欲大便而艰涩不畅,无力排出的一种病症。在正常情况下,食物通过胃肠道,经过消化、吸收、所剩糟粕的排泄需要 24～48h,若排便间隔超过 48h,即可视为便秘。时发时止,或排便艰涩不畅,或干燥坚硬,状如羊屎。原因有食物缺少纤维素,缺乏定时大便习惯等。

中医学一般分热秘、寒秘、气秘、血秘四种,前两种多实,后两种多虚。认为多因排便动力缺乏,或津液枯燥所致。或年老体弱,气血双亏,津液不足,肾阳虚衰;或忧愁思虑,情志不畅,日久伤脾,脾运动功能低下;或多食辛辣厚味,胃肠积热。

治则 润肠通便。

取穴 神阙、天枢、大肠俞、上巨虚、支沟。热结大肠较重者加曲池、合谷;气机郁滞较重加中脘、阳陵泉、太冲;气血虚热较重者加脾俞、胃俞、足三里、关元。

操作

走罐法 嘱患者取俯卧位,充分暴露背部,在背部涂适量润滑剂。然后在脾俞到大肠俞之间来回推拉,最后将火罐吸拔在大肠俞上,留罐 15～20min。每日 1 次,10 次为 1 疗程。

留罐法 嘱患者取适宜体位,单纯采用拔罐法,用闪火法,将罐吸附于脾俞、大肠俞、天枢、支沟、上巨虚,留罐 10～15min。虚寒性便秘,拔罐后加艾灸。每日 1 次,10 次为 1 疗程.

针罐法 辨证选穴,取合适体位,常规消毒后针刺穴位,取得针感后起针,选择大小适宜的火罐吸拔于穴位上,留罐 10～15min。随症加减,每日 1 次,10 次为 1 疗程。

刺络拔罐法 嘱患者取俯卧位,将大肠俞、关元俞进行常规消毒,用三棱针点刺 1 下后立即在穴位上拔罐,留罐 10～15min。隔日 1 次,5 次为 1 疗程。

按语 ①本法对便秘有明显的效果,治疗期间不可滥用泻下药。②应多食蔬菜、水果,养成排便定时的习惯。

脱　肛

脱肛又名直肠脱垂,是指肛管、直肠向下脱出于肛门之外的一种病症,好发于老人、经产妇和1～3岁的小儿。主要临床表现为:排便或其他原因使腹内压增高时而发生脱肛,可自行缩回或需用手托回。现代医学认为本病与解剖缺陷有关,多于小儿身体发育未完全时出现脱肛或因先天性发育不全、年老久病、营养不良致盆底组织松弛无力出现脱肛;也可因习惯性便秘、长期腹泻、多次分娩、重体力劳动使腹内压增高而致脱肛。

中医学认为本病多因素体虚弱,中气不足或劳力耗气,产育过多,大病、久病而使气虚失摄所致。

治则　益气固托。

取穴　腰俞、大肠俞、白环俞、百会、气海,腰骶部阳性点(结节、变色点、怒张小血管等)。

操作

针罐法　嘱患者取俯卧位,取腰俞、大肠俞、白环俞,常规消毒后针刺穴位,取得针感后起针,选择大小适宜的火罐吸拔于穴位上,留罐10～15min。留罐期间配合点按百会1min,然后翻身,气海穴留罐10min。每日1次,10次为1疗程。

留罐法　除不进行针刺外,其余操作均同针罐法。

刺络拔罐法　嘱患者取俯卧位,取腰俞、大肠俞、白环俞;或腰骶部阳性点,进行局部常规消毒后,用三棱针点刺出血后拔罐,留罐10～15min,拔出瘀血数滴或皮肤出现紫红色瘀血现象为止,起罐后擦净皮肤上的血迹。隔日1次,10次为1疗程。

按语　平时保持大便通畅,避免过于劳累。本病在治疗的同时,应进行提肛训练,方法是做忍大便的动作,继而缓慢放松,如此一紧一松连续地做,每日2～3次,每次3～10min。

一　内科病症

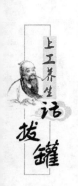

胆囊炎

慢性胆囊炎系胆囊慢性炎症性病变,为最常见的胆囊慢性病变。本病多慢性起病,也可由急性胆囊炎反复迁延发作而来。主要临床表现以右胁下不适或持续性钝痛为特征,亦可以持续多年而毫无症状。患者右上腹痛常发生于晚上和饱餐后,呈持续性疼痛,部分患者疼痛可向右侧肩胛下区放射,如胆囊管或胆总管发生结石嵌顿时,可产生胆绞痛。发作的间歇期可有右上腹胀不适或胃脘灼热,嗳气、泛酸等症状。慢性胆囊炎急性发作或胆汁浓缩或结石引起梗阻时,可呈急性胆囊炎的典型症状。

中医学认为本病病位在肝、胆,凡情志不畅,寒温不适,饮食不节、过食油腻或虫积等均可导致肝胆气滞,湿热壅阻,影响肝的疏泄和胆的通降,使胆汁排泄不畅。

治则 疏肝利胆。

取穴 大椎、至阳、肝俞、胆俞、日月、支沟、胆囊穴(阳陵泉下 1 寸左右压痛点)。

操作

留罐法 辨证取穴,先俯卧后仰卧,选准穴位后拔罐,采用哪种排气方式均可,最常用的为闪火法。一般留罐 5～15min。每日 1 次,10 次为 1 疗程。

刺络拔罐法 辨证选穴后,将穴位分成适合俯卧位和仰卧位取穴的两组穴位,先令患者取俯卧位,将所选穴位进行常规消毒。用三棱针在每个穴位点刺 1 下或用梅花针叩刺 2～3 下,然后立即在穴位上拔罐。留罐 5～10min后,拔出适量的血液,起罐后,擦净皮肤上的血迹。次日可取仰卧位,每次拔罐可选择其中 1 组穴位。每日 1 次,10 次为 1 疗程。

针罐法 嘱患者取左侧卧位,将辨证所取穴位常规消毒后,用平补平泻手法针刺穴位,取得针感后起针,选择大小适宜的火罐吸拔于穴位上,留罐 10～15min。每日 1 次,10 次为 1 疗程。

按语 发病治疗期间,应注意休息,避免劳累和情绪波动,饮食宜清淡并忌烟酒。

胆绞痛

胆绞痛是由于胆结石、急性胆囊炎、慢性胆囊炎、胆道蛔虫症和急性梗阻性化脓性胆管炎等引起的剧烈上腹疼痛,伴有恶心呕吐等症。常在饱餐或进高脂肪餐后发作。疼痛剧烈,多在上腹部或右上腹,并放射至右肩部。痛时坐卧不安、弯腰、打滚,甚则哭喊、大汗淋漓、面色苍白、恶心、呕吐。一般初起较轻,时作时止,反复发作;久之则愈痛愈烈,绞痛难忍。其中胆道蛔虫症是由于肠道蛔虫上窜钻入胆道而引发,好发于儿童及青少年。临床主要表现为:突然发作剑突下阵发性"钻顶"样剧烈疼痛,面白肢厥,疼痛向背部放射。一次发作时限长短不一,多数较短暂,很少超过数小时。

中医学认为本病多因湿热、气滞、瘀阻和虫扰等所致,且多互为因果,相互兼挟为患。

治则 疏肝利胆。

取穴 阳陵泉、胆囊穴。肝内胆管结石引起的加肝俞;胆囊炎、胆结石引起的加胆俞;胆总管结石引起的加胃俞。发热加曲池、丘墟;疼痛连及背部加膈俞、肝俞、胆俞;腹痛便秘加中脘、天枢、足三里。

操作

针罐法 嘱患者仰卧位,将阳陵泉、胆囊穴常规消毒,针刺得气后,用强手法刺激,留针 10min。再取俯卧位,将肝俞、胆俞常规消毒,用三棱针点刺出血,将火罐吸拔于穴位上,留罐 10～15min,起罐后将血迹擦净。每日 1 次,至疼痛消除停止治疗。

指罐法 嘱患者取俯卧位,胆俞穴用单纯拔罐法,留罐 10～15min。起罐后用右手拇指在穴位上用力按摩 15min,疼痛即止。

按语 日常要注意调节情绪,坚持治疗,少食辛辣油腻等有刺激性的食物,并忌烟酒。

一 内科病症

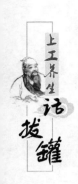

 # 心律失常

心律失常是指心律起源部位、心搏频率与节律以及冲动传导等任何一项异常。心律失常的分类方法多种多样,其中一种是按照心律失常时心率的快慢分为快速性和缓慢性心律失常两大类。快速性心律失常包括窦性心动过速,房性、房室交界区性和室性的过早搏动、心动过速、扑动和颤动,此外还包括频率在每分钟 100 次以上的加速的自主心律。缓慢性心律失常则包括窦性心动过缓、窦房和房室传导阻滞、室上性和室性逸搏与逸搏心律。主要临床表现为:心悸、头晕、胸闷、气短、神疲乏力,甚至昏厥等。拔罐适用于窦性心动过速,房性、房室交界区性的过早搏动等。

中医学认为本病病位在心,与肝、脾、肾密切相关。病变表现为虚证或实证,或虚实夹杂。

治则 宁心定悸。

取穴 膻中、心俞、内关、厥阴俞、膈俞、巨阙、间使。

操作

留罐法 患者取俯卧位或俯伏坐位,充分暴露背部,选准主穴,然后拔罐,采用哪种排气方式均可,最常用的为闪火法,将罐吸附于膻中、心俞、内关留罐 15min 左右。每日 1 次,10 次为 1 疗程。

走罐法 嘱患者取俯卧位,充分暴露背部,在背部膀胱经涂适量凡士林,用闪火法将罐吸拔于背部,沿足太阳膀胱经的大杼至膈俞来回推拉,直至皮肤上出现紫红色瘀血为止。然后翻身,沿任脉的天突至巨阙、手厥阴心包经的曲泽至内关来回走罐,直至皮肤上出现紫红色瘀血为止。每周 2 次,4 周为 1 疗程。

针罐法 嘱患者取俯卧位,辨证取穴,常规消毒后,用平补平泻手法针刺穴位,取得针感后,选择大小适宜的火罐吸拔于穴位上,留罐 10~15min。随症加减,每日 1 次,10 次为 1 疗程。

按语 拔罐疗法对改善症状有明显疗效,但室性心律失常应配合中西药治疗。治疗期间,应注意休息,避免劳累和情绪波动。

心绞痛

　　心绞痛是由于冠状动脉发生粥样硬化或痉挛,使管腔狭窄或鼻塞导致供血不足,造成心肌暂时性和可逆性缺血、缺氧所引起的疾病。临床主要症状为:心胸部持续憋闷,劳累性胸骨后部有压榨性疼痛感觉,可放射至心前区与左上肢,持续数分钟,休息或服用硝酸酯制剂后便缓解。

　　中医学认为其病位在心,与肝、脾、肾三脏盛衰相关。因年老体弱、先天不足、思虑过度,耗伤心脾引起阴阳气血不足,尤以气阴两虚多见;因膏粱厚味、七情、寒邪产生之气滞、血瘀、痰浊、寒凝、热结、阻遏胸阳,闭塞心络,痹而致痛。

治则　化瘀通络,理气止痛。

取穴　至阳、内关、心俞、膻中。寒凝心脉者加厥阴俞、郄门;痰浊痹阻者加巨阙、丰隆、中脘、足三里;瘀血阻络者加膈俞、郄门;胸阳不振者加厥阴俞、郄门。

操作

指罐法　先用手指代替针用力点按至阳穴 1min,至局部酸胀后再进行拔罐,留罐 15min。

刺络拔罐法　嘱患者取俯卧位,用三棱针点刺至阳 1～3 下或用梅花针叩刺至渗血,然后将罐吸拔在至阳穴处,留罐 5min,起罐后将血迹擦净。

走罐法　嘱患者取俯卧位,充分暴露背部,在背部膀胱经及督脉上涂适量凡士林,用闪火法将罐吸拔于背部,沿足太阳膀胱经的大杼至膈俞、大椎至至阳,来回推拉,直至皮肤上出现紫红色瘀血为止。然后将罐吸附于至阳留罐 10min。

针罐法　嘱患者取侧卧位,随症加减取穴,常规消毒,针刺穴位后用平补平泻手法,取得针感后,膻中、心俞、至阳起针,选择大小适宜的火罐吸拔于上,留罐 10～15min。

药罐法　取上穴涂敷药膏(速效救心丸 10 粒研细末后用清水调成糊)后,用闪火法拔罐,留罐 15min。

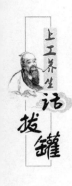

按语 ①拔罐对减少心绞痛发作有明显疗效,但心绞痛如频繁发作及病情加重,应配合中西药治疗。②发病治疗期间,应注意休息,避免劳累和情绪波动,饮食宜清淡并忌烟酒。

高血压

高血压是临床常见的一种以体循环动脉血压升高为主的综合征,其主要临床表现为:血压增高时,出现头痛、头晕、头胀、耳鸣、面红、失眠等症状,病情较重者,可发生头重脚轻、视力减退、心悸、气短、健忘,甚至导致中风等严重疾病。

中医学根据临床表现主要有几种类型:肝火亢盛型,证见眩晕、头胀痛、面赤烦急、口苦、便干溲赤、舌红苔黄、脉弦滑;阴虚阳亢型,证见头痛、眩晕耳鸣、头重脚轻、心烦失眠、腰膝酸软、舌嫩红少苔、脉细数;肾精不足型,证见眩晕耳鸣、精神萎靡、失眠健忘、腰膝酸软。阴虚明显者,证见五心烦热,舌红少苔,脉细数;阳虚明显者,证见畏寒肢冷、舌淡、脉沉细无力。

治则 平肝熄风。

取穴 太冲、曲池、足三里、大椎、膈俞,足太阳膀胱经大杼至膀胱俞。肝火亢盛型加太阳、阳陵泉;阴虚阳亢型加肝俞、肾俞、三阴交、太冲;肾精不足型加太溪、血海。

操作

走罐法 嘱患者取俯卧位或俯伏坐位,充分暴露背部,在背部涂适量的凡士林,选择大小适宜的火罐,用闪火法将罐吸拔于背部,沿着膀胱经第1内侧线的大杼至膀胱俞来回推动火罐,至皮肤出现红色瘀血现象为止。起罐后擦净皮肤上的凡士林。随症加减,每周1~2次,6次为1疗程。

留罐法 患者取俯卧位或俯伏坐位,充分暴露背部,辨证选穴,然后拔罐,采用哪种排气方式均可,最常用的为闪火法。一般留罐15min左右,每周2次,8次为1疗程。

针罐法 辨证选穴,常规消毒后,用平补平泻手法针刺穴位,取得针感后起针,选择大小适宜的火罐吸拔于穴位上,留罐10～15min。随症加减,每日1次,10次为1疗程。

刺络拔罐法 嘱患者取俯卧位,选膈俞、肝俞穴进行常规消毒。用三棱针点刺1～3下或用梅花针叩刺至渗血,然后立即在穴位上拔罐。留罐10min后,拔出适量的血液,起罐后,擦净皮肤上的血迹。每日1次,10次为1疗程。

按语 ①拔罐治疗高血压可取得较好的疗效,尤其对于原发性高血压Ⅰ、Ⅱ期。②生活上要注意低盐、低脂饮食,多食蔬菜、粗粮,戒除烟酒等不良生活习惯。③如果是继发性高血压,应治疗原发疾病。

心脏神经官能症

心脏神经官能症是指心脏没有器质性病变,心前区疼痛与心脏神经功能失常和患者对局部的感觉过于敏感有关。心理因素、疲劳、物理刺激(如寒冷)等往往是疼痛发生的诱因。主要临床表现为:心前区的短暂刺痛或较长时间的隐痛、憋闷,有时出现气闷、呼吸不畅,深吸气1～2次,或叹息性呼吸后可缓解,常伴有心悸、疲乏、头晕等一些神经衰弱症状。

中医认为平素心气怯弱,或久病心血不足致使心神不宁,此属虚证;或痰火内扰,气滞血瘀而致,多属实证。

治则 宁心安神。

取穴 心俞、厥阴俞、膻中、内关、丘墟。

操作

留罐法 患者取端坐位,充分暴露背部,选准主穴后拔罐,采用哪种排气方式均可,最常用为闪火法。留罐5～15min,每日1次,10次为1疗程。

走罐法 嘱患者取俯卧位,充分暴露背部,在背部膀胱经及督脉上涂适量润滑剂,用闪火法将罐吸拔于背部,沿着膀胱经心俞到肾俞来回推拉,直至皮肤上出现紫红色瘀血为止。擦干润滑剂后,翻身用闪火法将罐吸拔于膻中穴上,留罐10～15min。每周1次,4次为1疗程。

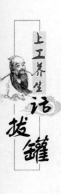

刺络拔罐法 嘱患者先取俯卧位,穴位常规消毒,厥阴俞、心俞用三棱针点刺后拔罐 10～15min。再取仰卧位,膻中针刺后拔罐 10min。隔日 1 次,10 次为 1 疗程。

针罐法 嘱患者取俯卧位,将心俞、厥阴俞常规消毒后,用平补平泻手法针刺穴位,取得针感后,起针,选择大小适宜的火罐吸拔于穴位上,留罐 10～15min,配穴只针不拔罐。随症加减,每日 1 次,10 次为 1 疗程。

按语 拔罐疗法能改善临床症状,同时也具有一定的降压安神作用。

 # 尿路感染

尿路感染一般是指细菌侵犯尿路任何部位引起炎症的总称。依感染部位的下同,可分为上尿路感染(肾盂肾炎)和下尿路感染(膀胱炎、尿道炎)。尿路感染的临床表现范围很广,以尿频、尿急、尿痛为主症,可伴见寒战、发热、腰痛、头痛、腹部绞痛等症状。

中医学认为本病初起多因膀胱湿热,其病在膀胱腑,属于热证,日久湿热伤阴,而致阴虚;亦有因肾气虚亏,脾不健运而发展成阳虚,但阴虚多于阳虚。

治则 利尿通淋。

取穴 中极、三阴交、次髎、阴陵泉、肾俞。

操作

留罐法 嘱患者先取仰卧位,选择大小适宜的火罐,吸拔于中极、三阴交、阴陵泉,留罐 10～15min。再取俯卧位,如上法在肾俞、次髎拔罐,留罐 15min。隔日 1 次,10 次为 1 疗程。

针罐法 取合适体位,常规消毒后,针刺穴位,取得针感后起针,选择大小适宜的火罐吸拔于穴位上,留罐 10～15min。随症加减,每日 1 次,10 次为 1 疗程。

刺络拔罐法 嘱患者取俯卧位,取次髎用梅花针叩刺至渗血或三棱针点刺 1 下,然后拔罐 10min。每日 1 次,5 次为 1 疗程。

按语 在治疗的同时,要多饮水,少吃辛辣刺激食物。

前列腺炎

前列腺炎多因细菌、病毒、支原体、衣原体等侵入腺体所致。与房事不节、过度饮酒、会阴部损伤、急性尿道炎有关，多见于青壮年男性。临床主要症状为：尿频、尿急或小便淋漓不尽，尿道口常有白色分泌物及性欲减退、遗精等。

中医学认为本病多由肾气亏损或湿热下注所致。病有急性与慢性之分；证有虚实之辨。

治则 清热利湿，活血化瘀。

取穴 八髎、关元、阴陵泉、三阴交。湿热下注加太冲（针刺或放血）；肾气亏损加命门、涌泉，配合按揉会阴部。

操作

针罐法 嘱患者取俯卧位，八髎穴常规消毒，针刺取得针感后起针，选择大小适宜的火罐吸拔于穴位上，留罐 5min。再取仰卧位，将主穴常规消毒，针刺后拔罐 10～15min。每日 1 次，10 次为 1 疗程。起罐后再以艾条灸之 20min 效果更佳。治疗期间配合穴位贴敷，以食盐 250g 炒热，布包热敷关元（热度不宜太高）。

刺络拔罐法 嘱患者侧卧位，将上述穴位常规消毒，用三棱针点刺 1～3 下，然后加火罐 10min，出血少许。每日或隔日 1 次，10 次为 1 疗程。

按语 拔罐治疗的过程中，要避免过多的性感刺激，但在治疗期间应尽量减少房事。

肾绞痛

肾绞痛多为肾及输尿管结石引起。肾绞痛常因激烈运动和多量饮水而诱发，临床表现为：腰部或腹部阵发性绞痛，可向下腹、外阴、大腿内侧放射。

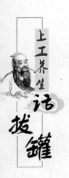

可伴有尿频、尿急、尿痛等泌尿系梗阻和感染症状。腰腹绞痛,剧痛难忍;或隐痛不止、尿血。多反复发作疼痛、缠绵难愈。

中医学认为本病多因湿热下注,尿液浓缩成石阻塞尿路,使下焦气机郁闭不通而痛。

治则 通淋止痛。

取穴 肾俞、次髎、肾区压痛点、阳陵泉、三阴交。

操作

针罐法 嘱患者取屈膝侧卧位,患侧在上,穴位常规消毒,针刺患侧肾俞、次髎、肾区压痛点、健侧阳陵泉、三阴交。留针30min。肾俞、次髎、肾区压痛点留针拔罐10～15min。

刺络拔罐法 令患者俯卧,将肾俞、次髎、阿是穴进行常规消毒。用三棱针在每个穴位点刺1下或用梅花针叩刺2～3下,然后立即在穴位上拔罐。留罐5～10min后,拔出适量的血液,起罐后,擦净皮肤上的血迹。每日1次,重症者可每日拔罐2次。如无效,30～60min后再施术1次。

按语 ①本法有明显的止痛作用,复发时再用仍有效。但此仅为治标之法,如根治仍宜配合汤剂内治。②治疗的同时,可配合中药利尿排石,并进行跳跃活动,有助于结石的排出。

遗精、阳痿

遗精是指不因性交而精液自行外泄的一种男性疾病,多因性器官及性神经功能失调所致。中医学认为多因烦劳多度,阴血暗耗;或因多思妄想,房劳纵欲,损伤肾阴以致阴液不足,生内热,扰精室;或因手淫频繁,或早婚,损伤肾精,肾不藏精,精关不固;或因饮食不节,嗜酒肥甘,损伤脾胃,内生湿热,湿热下注,扰动精室而发生遗精。有梦而精液外泄为梦遗;无梦(或醒时)而精液外泄者为滑精。遗精次数过频(每周2次以上),常伴有精神萎靡,腰酸腿软,心慌气喘。如偶有遗精(每周不超过2次),且无任何不适,属于生理现象。

阳痿是指男子阴茎不能勃起,或举而不坚,以至影响性生活的一种男性疾病。是性功能障碍的一种表现。临床主要表现为:青壮年时期阴茎不能勃起,或勃而不坚。阳痿则阳事不举,或举而不坚,或一触即泄(早泄)。中医学认为多因肾虚(阳虚为多)、惊恐、肝郁、湿热等因所致。如纵欲过度,精气虚损;或思虑忧郁、精神紧张、惊恐不安、肝气郁结、情志失畅、湿热下注而致病。一般说来,多为肾虚或精神因素所致。常伴有眩晕、心悸、耳鸣、夜寐不安、纳谷不香、腰腿酸软、四肢无力、面色不华、气短神疲等。因与遗精在治疗取穴上一致性,故并于一起论述。

治则 补肾止遗。

取穴 气海、关元、中极、大赫、三阴交。命门火衰加肾俞、命门、腰阳关;心脾两虚加心俞、脾俞、肾俞、足三里;惊恐伤肾加气海、心俞、肾俞、神门;湿热下注加膀胱俞、次髎、肾俞、太冲。

操作

走罐法 嘱患者取仰卧位,在腹部神阙至中极涂适量凡士林,将火罐吸拔于神阙部位,从神阙至中极往返走罐,至皮肤潮红为度,然后将罐吸拔在神阙、中极穴上,留罐15min。阳虚明显者可加灸。每日1次,10次为1疗程。

针罐法 辨证选穴,取合适体位,常规消毒后针刺穴位,取得针感后起针,选择大小适宜的火罐吸拔于穴位上,留罐10～15min。随症加减,每日1次,10次为1疗程。

按语 ①拔罐治疗遗精过程中,睡前宜少饮水,排净大、小便,以免睡眠中充盈刺激;改变俯卧姿势,不要在阴部重盖被褥;避免过多的性感刺激。中年人如遗精次数过频,可能是脊髓刺激性损害的早期症状,应加以注意。②拔罐对于无生殖器官畸形和损害,又无神经系统损害者,有一定效果,但在治疗期间不宜行房事。

尿失禁

尿失禁是一种临床常见的症状,是指患者不能控制排尿,致使尿液淋漓不尽,不自主外溢,或在咳嗽、喷嚏等腹压增加时有少量尿液外溢。多见于经产妇、体质虚弱(阳气虚)和年老的妇女。本病主要是由于老年动脉硬化,大

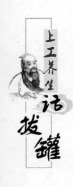

脑皮层支配膀胱及尿道括约肌的功能障碍;或尿道括约肌受损、手术后疼痛等原因,引起膀胱收缩无力或膀胱、尿道括约肌松弛,从而发生尿失禁。常于打喷嚏、咳嗽、大笑、精神紧张时尿液有不同程度的溢出。男性老年人,如果体质虚弱或患有前列腺肥大时也可发生。

中医学认为本病主要是由于肾气虚弱,膀胱气化失职,开阖不利,或膀胱湿热,经气受损,通调无权所致。

治则 补肾固涩。

取穴 背部膀胱经大杼至膀胱俞;神阙、中极、水道、阴陵泉、三阴交。

操作

走罐法并针罐法 嘱患者俯卧位,充分暴露背部,将背部膀胱经循行线上涂上适量凡士林,选择适量大小的火罐,用闪罐法将罐吸拔于背部,沿着膀胱经循行线轻轻地来回推拉火罐,至皮肤出现红色瘀血为止。然后再取仰卧位,用毫针针刺中极、关元、阴陵泉、三阴交,采用平补平泻手法,取得针感后,在针上拔罐,留罐 10～15min。每日 1 次,10 次为 1 疗程。

留罐法 嘱患者取仰卧位,神阙穴单纯拔罐 10min,起罐后,神阙穴加敷脐疗法(吴茱萸、益智仁各 15g,五倍子、官桂、小茴香各 10g,煅龙牡 6g,共研细末。取 5～10g 药物,用面粉 1～2g 和匀,加米醋调匀成粥糊状,做成药饼,贴于肚脐上,以胶布覆盖固定,待脐孔发痒时,去掉药饼)。在中极、曲骨、肾俞、小肠俞、脾俞加艾灸。适宜于产后尿潴留,一般 1～2 次即愈。

按语 ①拔罐疗法对于习惯性遗尿和由于发育不良、尿道感染、精神紧张引起的遗尿有效。若合并尿道寄生虫感染,必须配合药物驱虫治疗后方有效;对隐形脊椎裂引起的遗尿症效果差;对泌尿生殖器官畸形引起的遗尿无效。②对于精神、神经性尿失禁,及肌张力低下、尿道炎症者有效;对大脑、脊髓器质性病变引起的疗效差。

尿潴留

尿潴留又称尿闭,是指排尿困难,甚至点滴不出,膀胱内存有大量的尿液不能随意排出的一种常见病症,根据病因临床上可以分成三类:①反射性尿潴留,由于膀胱、直肠、会阴等部位的炎症、创伤或产后、术后的疼痛刺激引起的膀胱括约肌痉挛所形成的尿潴留。②神经支配障碍性尿潴留,由于脑脊髓病变、精神创伤、药物反应等神经支配障碍所导致的尿潴留。③堵塞性尿潴留,指下部尿路及其周围组织的炎症、肿块等机械性堵塞所导致。

中医学认为本病主要是由于膀胱湿热、经气受损、膀胱通调无权所致,或肾气虚弱、膀胱气化失职所致。

治则 益气利尿。

取穴 命门、三焦俞、肾俞、气海俞、白环俞、腰阳关。

操作

留罐法 嘱患者取侧卧位,选择大小适宜的火罐,吸拔于所取穴上,留罐15~20min。

刺络拔罐法 嘱患者侧卧位,将上述穴位常规消毒,用三棱针点刺1~3下,然后加火罐10min,出血少许。

按语 日常要注意不憋尿,按时排尿。

类风湿性关节炎

类风湿性关节炎(简称类风湿,RA)是一种广泛的结缔组织疾病,为以关节为主的慢性全身性自身免疫性疾病。凡构成关节的各个部分组织均可受累,其突出的临床表现为:对称性多关节炎,特别以手足指、趾、腕、踝等小关节最易受到侵犯。早期或急性期关节呈红、肿、热、痛和功能障碍,晚期关节强直或畸形,并有骨质破坏和骨骼肌萎缩,发病过程中可见发热、疲乏、贫血、皮下结节、心包炎、胸膜炎、血管炎、眼损害等病变。大多情况下,虽不影响患者生命,但常造成严重残疾,丧失劳动能力,具有慢性、反复发作、进行性加剧、致残率高的特点。

中医学认为,六淫外邪,尤其是风、寒、湿、热诸邪是本病发生和急性发作

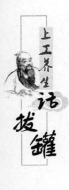

的重要外因；而肝、肾、脾诸脏虚损，气血阴阳不足，是其内因。内外相合，邪阻经络，筋骨失养。

治则 祛风除湿，通络止痛。

取穴 大椎、膈俞、肾俞、病变局部穴位（肩关节选肩外俞、肩贞、天宗；肘关节选曲泽、曲池、天井、手三里；腕关节选阳池、外关、阳溪；膝关节选血海、膝眼、梁丘、阳陵泉、委中；踝及跖关节选三阴交、承山、昆仑）。

操作

留罐法 辨证选穴，嘱患者取合适体位，选择大小适宜的火罐，吸拔于诸穴上，留罐10～15min。每日1次，10次为1疗程。

走罐法 嘱患者取俯卧位，充分暴露背部，在背部膀胱经及督脉循行部位涂适量凡士林，用闪火法将罐吸拔于背部，从大椎至腰阳关、大杼到肾俞沿着膀胱经来回推拉，直至皮肤上出现紫红色瘀血为止。然后将罐留于阿是穴15min。关节局部采用刮痧罐法，用水牛角刮板或罐口将病变关节部位涂刮痧油后刮红，甚至有暗红或紫斑，然后再行拔罐，留罐10min。每周治疗2次，4周为1疗程。

针罐法 辨证选穴，取合适体位，常规消毒后，针刺穴位，取得针感后起针，选择大小适宜的火罐吸拔于穴位上，留罐10～15min。随症加减，每日1次，10次为1疗程。

刺络拔罐法 嘱患者合适体位，辨证取穴，用梅花针叩刺数下或三棱针点刺1下，然后拔罐10min。隔日1次，10次为1疗程。

药罐法 患者取坐位，辨证取穴，将配制成的药物（常用药处方为：麻黄、蕲蛇、羌活、独活、防风、秦艽、木瓜、川椒、生乌头、曼陀罗花、刘寄奴、乳香、没药各6克）装入布袋内，扎紧袋口，放入清水煮至适当浓度，再放入竹罐煮10～20min，罐口朝下取出，用毛巾擦干罐口后，立即吸拔到所选穴位留罐即得。每日1次，10次为1疗程。

按语 在治疗的同时，要患者尽量注意避免风寒刺激。

风湿性关节炎

风湿性关节炎是一种与链球菌感染有关的变态反应性疾病，是风湿热的主要表现之一。好发于青壮年，以女性多见。临床表现呈多发性、对称性、游走性关节炎，主要累及四肢大关节，尤其是膝、踝、肘、腕关节。关节局部红肿热痛，反复发作，炎症消退后关节功能完全恢复不留畸形。

中医学认为，六淫外邪，尤其是风、寒、湿、热诸邪是本病发生和急性发作的重要外因；而肝、肾、脾诸脏虚损，气血阴阳不足，是其内因。内外相合，邪阻经络，筋骨失养。若邪气久羁，无力抗邪，痰湿流注经隧，瘀血痹阻脉络，痰瘀胶着，深入筋骨，使关节肿痛年深，功能障碍，而成关节强直变形诸症。

治则　祛风除湿。

取穴　大椎、身柱、膈俞、脾俞、三焦俞、志室、肾俞、病变局部穴位（肩关节选肩外俞、肩贞、天宗；肘关节选曲泽、曲池、天井、手三里；腕关节选阳池、外关、阳溪；膝关节选血海、膝眼、梁丘、阳陵泉、委中；踝及跖关节选三阴交、承山、昆仑）。

操作

留罐法　嘱患者取合适体位，选择大小适宜的火罐，辨证取穴，留罐10～15min，至皮肤出现红色瘀血为止，关节局部采用刮痧罐法，用水牛角刮板或罐口将病变关节部位涂刮痧油后刮红，甚至有暗红或紫斑，然后再行拔罐，留罐10min。隔日1次，10次为1疗程。

针罐法　辨证选穴，取合适体位，常规消毒后，针刺穴位，取得针感后起针，选择大小适宜的火罐吸拔于穴位上，留罐10～15min。随症加减，每日1次，10次为1疗程。

刺络拔罐法　嘱患者取俯卧位，辨证取穴，用梅花针叩刺数下或三棱针点刺1下，然后拔罐10min。隔日1次，5次为1疗程。

药罐法　患者取坐位，辨证取穴，将配制成的药物（常用药处方为：麻黄、蕲蛇、羌活、独活、防风、秦艽、木瓜、川椒、生乌头、曼陀罗花、刘寄奴、乳香、没药各6克）装入布袋内，扎紧袋口，放入清水煮至适当浓度，再放入竹罐煮

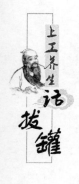

10～20min，罐口朝下取出，用毛巾擦干罐口后，立即吸拔到所选穴位留罐即得，多用于风湿病等症。每日1次，10次为1疗程。

按语 在治疗的同时，要避免患处受凉。

糖尿病

糖尿病是一组病因和发病机理尚未完全阐明的内分泌-代谢疾病，因胰岛素分泌绝对或相对不足以及靶细胞对胰岛素敏感性降低，引起糖、蛋白质脂肪和继发的水、电解质代谢紊乱，而以高血糖为特征。临床表现主要有以下几个方面：①代谢紊乱综合征，症状如多尿、烦渴多饮、善饥多食、疲乏、消瘦、虚弱。②糖尿病慢性病变如心血管病变，糠尿病慢性肾病，眼部病变，神经病变，皮肤及其他病变。③糖尿病急性病变如糖尿病酮症酸中毒、高渗性非酮症性昏迷，糖尿病乳酸性酸中毒。④糖尿病合并感染如呼吸道、泌尿道、肝胆系统及皮肤、口腔感染等。查空腹血糖≥7.0mmol/L可诊断糖尿病。

中医学认为本病的病变脏腑着重于肺、胃、肾，而以肾为关键。其发病的内在因素为素体阴亏，禀赋不足；外在因素为饮食不节，过食肥甘，形体肥胖，精神刺激，情志失调，外感六淫，或伤邪毒，劳欲过度，损耗阴精等。

治则 补脾益肾。

取穴 胰俞、肝俞、脾俞、肾俞、大椎、命门、三焦俞、三阴交。

操作

留罐法 嘱患者取俯卧位，选择大小适宜的火罐，吸拔于上穴，留罐10～15min。隔日1次，10次为1疗程。

针罐法 取俯卧位，常规消毒后，针刺穴位，用平补平泻手法，取得针感后起针，选择大小适宜的火罐吸拔于穴位上，留罐10～15min。随症加减，每日1次，10次为1疗程。

按语 糖尿病容易感染，注意无菌操作，如果发现起泡，尤为注意预防感染。

肥胖症

肥胖症是指因脂肪沉积过多,而超过标准体重 20% 者。临床主要表现为:皮下脂肪厚,两颊、肩、腹壁皮下脂肪积聚显著。一般分为轻度、中度、重度 3 种类型。轻度肥胖常无症状,中度肥胖常畏热多汗、易疲乏、呼吸短促、心悸、腹胀、下肢浮肿;极度肥胖可出现胸闷气促、嗜睡,可并发冠心病、高血压、糖尿病、痛风及胆石症、脂肪肝等。

中医学认为本病多因食入高粱厚味或油腻食物过多,营养过剩,损伤脾胃而致脾胃虚弱或脾肾不足,从而导致新陈代谢功能紊乱,阴阳失调,致使体内脂肪沉积过多,日久则成本病。本病多为虚证,实证(多为脾胃蕴热)亦属本虚标实之象。

治则 健脾祛湿。

取穴 中脘、天枢、关元、足三里、阴陵泉、神阙、大横、气海、丰隆、三阴交。大腿较粗、臀围较大者,加箕门、伏兔。

操作

针罐法 嘱患者取仰卧位,穴位常规消毒,先针刺用泻法,针刺得气后强刺激,留针 30min,起针后腹部穴位拔罐 15min。每日 1 次,两组穴位交替进行,10 次为 1 疗程,休息 3 日后进行第 2 疗程治疗。

走罐法 嘱患者取俯卧位,充分暴露背部,在背部膀胱经及督脉上涂适量凡士林,用闪火法将罐吸拔于背部,沿背部足太阳膀胱经的大杼至肾俞或大椎至命门来回走罐,至皮肤颜色变红,再沿大腿正面及侧面自下而上沿足阳明和足少阳经单向走罐,至皮肤颜色变红为度,隔日治疗 1 次,10 次为 1 疗程。

按语 治疗同时患者少吃高脂肪油炸食品、甜食,多吃蔬菜、水果、高纤维食物。治疗中适当控制饮食,做到吃七八分饱即可,并配合一定的锻炼。

内科病症

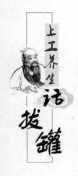

慢性疲劳综合征

慢性疲劳综合征是以持续疲劳失眠、思维不集中以及身痛发热等全身衰弱疲劳为特征的疾病。现代医学对慢性疲劳综合征的病理机制不明确，多数学者认为是人体长期处于高度紧张劳累状态，使大脑神经系统功能失调，免疫功能异常，导致机体各系统、多脏器功能紊乱。诊断标准：主要症状为持续半年以上的疲劳，活动量受限，排除其他引起疲劳的疾病。次要症状为与疲劳同时发生或继于疲劳之后出现以下症状，并持续存在或反复发生达半年以上，低热，咽痛，颈部淋巴结肿痛，全身肌肉软弱无力，肌痛，活动后持续疲劳达 24 小时，头痛，游走性关节痛，神经精神症状如抑郁、睡眠障碍、头痛头昏等。体温 37.5℃～38.5℃。局限性咽炎，颈部淋巴结肿大，排除精神病、药癖等。

中医学认为本病主要病机为情志不遂、劳逸失度、饮食不节、起居失常等因素导致人体气血不足，脏腑功能衰退，经脉之气运行不畅，阴阳平衡失调。

治则 补益肝肾，平衡阴阳。

取穴 心俞、肺俞、脾俞、肝俞、肾俞、太阳、大椎、足三里。

操作

刺络拔罐法 取大椎、心俞、肺俞、脾俞、肝俞、肾俞。患者取俯卧位，露出背部皮肤，常规消毒后，以穴位为中心，用已消毒的皮肤针反复进行叩刺，力度以患者能耐受为度。待皮肤出现均匀微小的出血点时，迅速用大号火罐拔罐，留罐 5～10min，每次出血量 1～2mL。用消毒的干棉球局部清理，再用碘伏进行局部消毒，太阳、足三里单纯拔罐，留罐 15min。隔日 1 次，5 次为 1 疗程。

走罐法 嘱患者取俯卧位，充分暴露背部，在背部膀胱经及督脉上涂适量凡士林，用闪火法将罐吸拔于背部，从大椎至腰阳关、从大杼至大肠俞俞沿着督脉、膀胱经来回推拉，直至皮肤上出现紫红色瘀血为止。每周 2 次，4 周为 1 疗程。

针罐法 辨证选穴，取合适体位，常规消毒针刺穴位后，提插捻转取得针感后起针，选择大小适宜的火罐吸拔于穴位上，留罐 10min。随症加减，每日 1 次，10 次为 1 疗程。

按语 在治疗的同时，要调节患者的情志，避免工作生活的巨大压力，并要求患者养成良好的生活习惯，适当体育活动，按时休息。

神经衰弱

神经衰弱是大脑皮质兴奋与抑制失去平衡引起的一种常见的神经官能症，是指由于精神忧虑或创伤，长期繁重的脑力劳动，以及睡眠不足等原因引起的精神活动能力减弱。临床表现复杂，患者的症状几乎可涉及所有器官系统，最常见的临床症状为：失眠多梦、头晕、疲倦无力、健忘、焦虑、忧郁等。尤以中老年人多见。

中医学认为本病心肾不交型，证见心烦不寐或稍寐即醒，心悸不安，五心烦热，头晕耳鸣，腰膝酸软，遗精，舌红，脉细数；心脾两虚型，证见失眠，多梦易醒，醒后难以入睡，心悸健忘，饮食无味，或腹胀便溏，倦怠乏力，舌淡，苔薄白，脉细弱；肝郁化火型，证见失眠、多梦易醒，性情急躁易怒，胸胁胀满，善太息，舌红，苔黄，脉弦数；痰热内扰型，证见失眠，头重，心烦口苦，痰多，胸闷，恶心，厌食，目眩，舌质偏红，苔黄腻，脉滑数。

治则 健脑补肾。

取穴 神门、三阴交、内关。心肾不交加心俞、肾俞、太溪；心脾两虚加心俞、厥阴俞、脾俞、足三里；肝郁化火加肝俞、曲池、太冲；痰热内扰加丰隆、足三里、安眠。

操作

走罐法 嘱患者取俯卧位，充分暴露背部，在背部膀胱经及督脉上涂适量凡士林，用闪火法将罐吸拔于背部，从大杼至肾俞沿着膀胱经来回推拉，直至皮肤上出现紫红色瘀血为止，最后将罐留于肾俞10min。每周2次，4周为1疗程。

针罐法 辨证选穴，取合适体位，常规消毒后针刺穴位，取得针感后起针，选择大小适宜的火罐吸拔于穴位上，留罐10～15min。随症加减，每日1次，10次为1疗程。

刺络拔罐法 适用于后两型，辨证取穴，先令患者取俯卧位，将所选穴位进行常规消毒，用三棱针点刺1下后立即在穴位上拔罐，留罐5～10min后，拔

131

内科病症

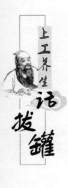

出适量的血液,起罐后,擦净皮肤上的血迹。然后可取仰卧位,将所选穴位常规消毒,用梅花针叩刺至皮肤微出血为度,然后留罐10～15min,每日1次,10次为1疗程。

按语 在治疗的同时,要调节患者的情志,并要求患者养成良好的生活习惯,适当体育活动,按时休息。睡前忌饮浓茶、咖啡、忌吸烟等。

失 眠

失眠又称不寐,是指经常不能获得正常的睡眠而言。多见于神经官能症、更年期综合征,以及素体虚弱或慢性疾病者。临床表现有的是初睡困难,至半夜或天明始能入睡;有的是初睡时不困难,易入睡,至半夜醒后不能再入睡;有的是睡后不久即醒,时时中断,或入睡不熟,似睡非睡。

中医辨证参考神经衰弱分型。

治则 宁心安神。

取穴 印堂、安眠、神道、心俞、神门、三阴交。心肾不交加心俞、肾俞;心脾两虚加厥阴俞、脾俞;肝郁化火加肝俞、曲池、太冲;痰热内扰加丰隆。

操作

留罐法 辨证取穴,嘱患者先取仰卧位,选择大小适宜的火罐,吸拔于上穴(安眠穴、神门不留罐),留罐10～15min。每日1次,10次为1疗程。

走罐法 嘱患者取俯卧位,充分暴露背部,在背部膀胱经及督脉上涂适量凡士林,用闪火法将罐吸拔于背部,沿背部足太阳膀胱经的大杼至膀胱俞、督脉的大椎至命门及手少阴心经的少海到神门,自上而下走罐,至皮肤潮红瘀血为度。隔日1次,10次为1疗程。

针罐法 辨证选穴,取合适体位,常规消毒后,针刺穴位取得针感后起针,选择大小适宜的火罐吸拔于穴位上,留罐10～15min。随症加减,每日1次,10次为1疗程。

按语 日常要进行适当体育锻炼,并少食辛辣等有刺激性的食物,睡前忌饮浓茶、咖啡,忌吸烟等。

梅尼埃病

梅尼埃病又称内耳眩晕症,是一种不明原因的、非炎症性内耳病变,一般认为与精神因素、变态反应因素等引起植物神经功能紊乱有关,是中老年人较为常见的一种疾病。西医学认为引发梅尼埃病的主要原因是脑动脉硬化造成迷路供氧供血不足,前庭疱疹性神经炎、颅肿瘤等波及迷路,变态反应,B族维生素缺乏,内耳的淋巴液分泌过多或吸收过少,致迷路积水,局部压力增高,造成迷路缺氧和变性。临床主要表现为:患者自觉周围物体旋转,眼花缭乱并伴有耳鸣、耳聋,恶心呕吐及有患侧耳内闷胀感。眩晕突然发生,因体位变动而加重,持续时间较短,伴有耳鸣、重听和眼球震颤。常反复发作及有明显的缓解期。

中医学认为本病多因脾气虚弱,导致气血亏虚;或脾失健运,水湿分布失司,聚湿成痰成饮,痰浊上扰,蒙闭清窍;或久病及肾,肾阳不足,寒水上攻;或肾阴虚,水不涵木,致肝阳上亢,化火生风,风火上扰;或肝风挟痰上扰;或肾精亏损,均可引起本病。本病多本虚标实,尤以脾肾之虚,肝阳上亢所致为多。

治则 熄风定眩。

取穴 翳风。肝阳上亢型加肝俞、肾俞、三阴交、太冲;气血亏虚型加脾俞、膈俞、气海、关元、足三里;痰浊中阻型加脾俞、中脘、丰隆、足三里;肾精亏损型加肾俞、肝俞、关元、太溪、三阴交。

操作

刺络拔罐法 取合适体位,主穴及配穴常规消毒后,用三棱针点刺后拔罐 15min。隔日 1 次,10 次为 1 疗程。

留罐法 根据不同的辨证选取穴位,均使用单纯罐法,其中气血亏虚型和肾精亏损型在拔罐后加用温灸。隔日 1 次,10 次为 1 疗程。

针罐法 辨证选穴,取合适体位,常规消毒后,先行针刺大椎、肝俞、脾俞、肾俞、关元、足三里,待得气后留针,再用闪火法将罐吸附于穴位。留罐 10～15min。随症加减,每日 1 次,10 次为 1 疗程。

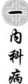

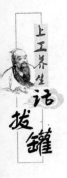

按语 肝阳上亢型与痰浊中阻型可用刺络拔罐法，气血亏虚型与肾精亏虚型可用罐后加温灸。

头　痛

头痛是临床常见的自觉症状，既可单独出现，亦可并发于其他疾病，如五官疾病、血管及神经系统疾病等很多疾病都可以引起头痛。

中医学认为本病可分外感头痛和内伤头痛两大类。外感类起病较急，常伴有恶寒发热、鼻塞流涕等表证；内伤类起病缓慢，时发时止，缠绵难愈。又因其病邪随经络而致，故又有前额痛、后头痛、巅顶痛和偏头痛之分。

治则 通络止痛。

取穴 印堂、太阳、阳白、大椎、风池。风寒头痛加外关；风热头痛加曲池、大椎；肝阳头痛加印堂、太冲（只点刺）；痰浊头痛加丰隆、中脘；瘀血头痛加印堂、膈俞；肾虚头痛加肾俞、太溪。后头痛加昆仑、后溪；前头痛加印堂、合谷、内庭；偏头痛加率谷、外关、足临泣；头顶痛加百会、至阴、后溪。

操作

刺络拔罐法 嘱患者取坐位，将所选的穴位进行常规消毒，用三棱针点刺1～3下，尽量选择穴位附近的脉络瘀阻处进行点刺，用闪火法将罐吸拔于所点刺的穴位，留罐10min左右，拔出适量血液，起罐后擦净皮肤上的血迹。随症加减，隔日1次，5次为1疗程。

针罐法 辨证选穴，嘱患者取坐位，常规消毒后，针刺穴位取得针感后起针，选择大小适宜的火罐吸拔于穴位上，留罐10～15min。根据临床疼痛部位及性质，随症加减，单纯拔罐或针罐。每日1次，10次为1疗程。

留罐法 嘱患者先取仰卧位，选择大小适宜的火罐，吸拔于大椎、印堂、风池、合谷；留罐10～15min。再取俯卧位，沿足太阳膀胱经的大杼至膀胱俞和督脉的大椎至命门，自上而下走罐。隔日1次，5次为1疗程。

按语 ①拔罐疗法主要是针对症状，但有的既可收到止痛效果，对引起

134

头痛的疾病本身也可产生治疗作用。②治疗前应尽量明确病因。一般而言，急性剧烈的头痛或伴有高热、喷射状呕吐者，应警惕颅内炎症或出血；若慢性头痛，有渐进发展趋势的，应警惕颅内肿瘤，不宜拔罐。③用本法治疗无效的，应及时检查或采用其他疗法，以免延误病情。

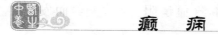

癫　痫

癫痫是指脑部神经元反复发作的异常放电，导致短暂的突发性大脑功能障碍。根据异常放电神经元的部位和放电扩散的范围不同，临床上可表现为：精神、意识、运动、感觉、植物神经等不同障碍，上述症状可单独或合并出现，而以意识丧失和抽搐较为常见。癫痫发作的形式是多种多样的，常见有癫痫大发作、小发作、局限性发作和精神运动性发作四种。

中医认为本病病位在脑，其病变脏腑主要在肝肾脾。多反复发作，日久失治易致发作持续不停，势必影响五脏功能，导致五脏气血阴阳俱虚，或元气败脱而危及生命。可在缓解期进行拔罐治疗。

治则 祛痰宁心。

取穴 大椎、心俞、厥阴俞、灵台、中脘、神道、肝俞、筋缩、肾俞、鸠尾、关元。

操作

刺络拔罐法 将穴位分为背部穴组和腹部穴组，每次选择一个体位，交替使用，首日取俯卧位，将患侧上述穴位常规消毒，用三棱针点刺1～3下，然后加火罐10min，出血少许。次日取仰卧位，10次为1疗程。

按语 发作期不适合治疗，在治疗的同时，要调节患者的情志忌饮浓茶、咖啡、忌烟酒等。

周围性面神经麻痹

周围性面神经麻痹亦称面神经炎、面瘫，是茎乳孔内急性非化脓性面神

一 内科病症

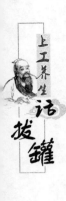

经炎,由于面神经受损而引起的面部肌肉运动功能障碍。临床主要表现为:额纹消失,不能皱额;口眼歪向健侧,笑时更明显;眼不能闭合,露睛流泪;鼻唇沟平坦;不能做鼓腮、吹哨、露齿等动作。通常急性起病,主要症状是一侧面部表情肌突然瘫痪,于数小时或1~2日内到达高峰。病初可有耳后或下颌角疼痛,多数患者于洗脸、漱口时发现口角漏水、嘴角歪斜。

中医学认为本病多由于人体正气不足,络脉空虚,风邪乘虚入中头面阳明脉络,使颜面一侧营卫不和,气血痹阻,经脉失养而发病。

治则 祛风通络。

取穴 患侧下关、牵正、地仓、颊车。唇沟平坦或面肌痉挛者配迎香、禾髎;鼻中沟歪斜配水沟;口角歪斜加承浆;露睛者配承泣;耳后疼痛或觉异常配翳风、听宫、风池;额纹消失加太阳、阳白、攒竹。

操作

走罐法 嘱患者取仰卧位,在面部涂适量润滑剂,用抽气法将罐吸拔于面部,从阳白至太阳,四白至地仓再至颊车、下关来回推拉,直至皮肤上出现潮红为止。每日1次,10次为1疗程。

闪罐法 嘱患者取仰卧位,在面部各穴采用闪罐法,至皮肤上出现潮红为止。每日1次,10次为1疗程。

针罐法 嘱患者取仰卧位或坐位,穴位常规消毒,用毫针针刺,取得针感后起针,然后立即用小火罐吸拔于所选穴位上,留罐5~10min。顺序为额部、面部、口角部、最后大椎。随症加减,一般取患侧主穴,症重或病程在1个月以上者,加取健侧主穴,配穴按证选取,只刺不拔罐。每日1次,10次为1疗程。

刺络拔罐法 嘱患者取仰卧位或坐位,穴位常规消毒,用三棱针点刺,以微出血为度,然后拔罐15~20min。起罐后用药外敷更佳,药物组成为:白附子30克,白芷、川芎各15克,麻子仁(去壳)5克,共研细末。每取药粉40克,面粉20克,拌匀,用生姜或米醋调和成粥糊状,分做成4个药饼(小于罐口),贴于应拔穴位上,4~5h后取下。隔日1次,5次为1疗程。

按语 ①拔罐治疗急性者疗效较好,慢性者效果差;肿瘤和其它某些疾病导致面神经严重损害者,不在治疗之列。②本病要坚持治疗,治疗期间注意休息,防止着凉受寒。③一般取患侧,病程较长者加取健侧穴位。

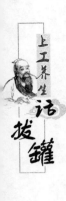

136

三叉神经痛是指三叉神经分支范围内反复出现的阵发性、短暂、闪电样、刀割样疼痛，无感觉缺失等神经功能障碍的一种病症。病因不清楚，客观检查无器质性损害，临床主要表现为：三叉神经痛仅限于三叉神经感觉分布区内，不扩散至后头部，多发于 40 岁以上，尤以女性为多。一般分为发作期与缓解期，发作期起病急骤，疼痛为阵发性，痛如刀割、锥刺、电击样阵痛，其来去突然，持续时间仅数秒至数分钟。频率自 1 日数次至 1min 多次，多深夜发作。疼痛多于上下唇、鼻翼、眼眶等处，向外放射。患者可在熟睡中痛醒。疼痛可因触及面部某一点（如谈笑、刷牙、洗脸时）而诱发，该处称为扳机点。通常多发生于三叉神经的第 2 支与第 3 支，单发于第 1 支者较少见。在发作数周或数月后常可自行缓解数月至数年，即为缓解期。病程越长，发作越剧烈，缓解期愈短。

中医学认为本病多由风寒、风热阻络或肝火上逆、气虚瘀阻等原因所致。

治则 通络止痛。

取穴 患侧太阳穴。第 1 支痛加阳白透鱼腰；第 2 支痛加四白；第 3 支痛加下关、夹承浆。感受风寒加风池、合谷；肝胃火盛加内庭、阳陵泉；阴虚火旺加照海、三阴交、太冲、太溪。

操作

刺络拔罐法 嘱患者仰卧位，将患侧上述穴位常规消毒，用三棱针点刺 1～3 下，然后加火罐 10min，出血少许。每日或隔日 1 次，10 次为 1 疗程。

针罐法 根据疼痛部位的不同，选择相应的穴位，取合适体位，常规消毒后，针刺穴位取得针感后起针，选择大小适宜的火罐吸拔于穴位上，留罐数分钟，以皮下潮红，不出现瘀斑为度。每日 1 次，10 次为 1 疗程。

按语 拔罐疗法对本病有一定疗效，本病要坚持治疗，注意休息，防止劳累，调节情志，避免食用刺激性食物和受凉。

一 内科病症

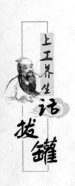

肋间神经痛

肋间神经痛指肋间神经分布区出现经常性疼痛,并有发作性加剧特征。原发性肋间神经痛较少见,病因主要与流感、疟疾等有关;继发性者多与邻近器官的组织感染、外伤或异物压迫等有关。此外,髓外肿瘤和带状疱疹亦常引起本病。肋间疼痛,咳嗽、喷嚏、深呼吸时加重。疼痛剧烈时可向同侧肩背部放射,检查相应皮肤区域,感觉过敏、沿肋骨边缘有压痛。

中医学认为本病多为邪犯少阳、肝气郁结、肝胆湿热而致经气失调、气血瘀阻所致。多因情志失调,肝气不舒,复感风寒之邪,寒凝痹阻,客于胸胁部所致。

治则 疏肝行气,通络止痛。

取穴 华佗夹脊穴、背部膀胱经第 1 侧线、阿是穴、内关、支沟、阴陵泉、阳陵泉。

操作

刺络拔罐法 嘱患者取俯卧位,取华佗夹脊穴胸 1～8,及背部膀胱经第 1 内侧线,大杼至关元俞,用梅花针叩刺,然后拔罐 10min。再令患者取侧卧,患部向上,沿病变区肋间隙和足少阳胆经经胁肋部循行部位用梅花针叩刺,在疼痛区拔罐 10min。每日 1 次,5 次为 1 疗程。

走罐法 嘱患者取俯卧位,充分暴露背部,在背部膀胱经及华佗夹脊穴上涂适量凡士林,用闪火法将罐吸拔于背部,从大杼至胆俞沿着膀胱经来回推拉,直至皮肤上出现紫红色瘀血为止,然后将罐留于阿是穴 15min。每周 2 次,4 周为 1 疗程。

针罐法 辨证选穴,取合适体位,常规消毒后,针刺穴位,取得针感后起针,选择大小适宜的火罐吸拔于穴位上,留罐 10～15min。随症加减,每日 1 次,10 次为 1 疗程。

按语 拔罐疗法对由闪挫劳损、风湿性、寒冷刺激、肥大性胸椎炎引起者有治疗作用。

股外侧皮神经炎

　　股外侧皮神经炎是一种原因不明的神经系统疾病，一般为慢性或亚急性发病，临床表现为：一侧或双侧大腿前外侧皮肤有蚁行感、麻木或疼痛，站立或步行过久则加重，活动后上述症状加重。查体局部皮肤感觉减退或过敏，无肌萎缩或运动障碍。

　　中医学认为本病多因长期步行、登山、活动过度复感风寒湿之邪侵袭，致肢体疲劳，气血运行不畅所致。

　　治则 祛风除湿。

　　取穴 风市、疼痛部位或感觉迟钝区。

　　操作

　　刺络拔罐法 将风市、疼痛部位或感觉迟钝区进行常规消毒，用梅花针叩刺以轻度出血，用闪罐法拔罐，力量要大。然后拔罐15min，起罐后擦净血迹，用艾条温灸10min。隔日1次，10次为1疗程。

　　走罐法 将大腿前外侧病变局部涂适量凡士林，将火罐吸拔于病变局部，然后轻轻沿着足少阳胆经及大腿外侧的疼痛部位上下来回推拉走罐，至皮肤出现紫红色瘀血为止，起罐后擦净皮肤上的凡士林。隔日1次，10次为1疗程。

　　按语 股外侧皮神经炎是一种较难治的疾病，采用血罐及走罐疗法治疗本病效果显著，一般患者治疗1个疗程即可痊愈。

脑血栓形成

　　脑血栓形成是指供应脑部血液的某部位动脉，因粥样硬化等原因，发生管腔狭窄或闭塞和血栓形成，导致急性脑供血不足而引起的局部脑组织坏死，又称为动脉粥样硬化血栓形成性脑梗死。临床表现为：发病前可有反复发作的一过性局部肢体麻痹、乏力头晕等前驱症状，多在安静状态下急性或

一 内科病症

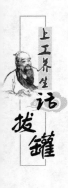

亚急性起病,常在数小时、半日或1～2日内症状达到高潮。以偏瘫、失语等症状最为常见,因受累血管之大小部位、程度、侧支循环等不同,症状差异极大,轻者可无症状,重者亦可导致昏迷、脑梗而死亡,致残率极高。

中医学认为本病主要由于素体脏腑功能失调,气血、阴阳失去平衡,血脉凝涩,痹阻脑脉而病发中风。轻则仅局部肢体麻痹乏力,重则刚僻不遂,亦可为闭为脱,残留偏瘫诸症难除,故宜及时综合救治。在生命体征稳定后可以配合采用拔罐治疗。

治则 开窍通络。

取穴 人中、内关、三阴交、大椎、肩髃、曲池、合谷、伏兔、阴市、足三里、丰隆、太冲。

操作

走罐法 嘱患者取仰卧位,充分暴露四肢,涂适量凡士林,将罐吸拔于肩髃、伏兔,从沿着手足阳明经来回推拉,直至皮肤上出现紫红色瘀血为止。每周2次,4周为1疗程。

针罐法 辨证选穴,取合适体位,常规消毒后,先针刺内关、人中、三阴交,取得明显针感后,再针配穴,取得针感后起针,选择大小适宜的火罐吸拔于穴位上,留罐10～15min。随症加减,每日1次,10次为1疗程。

留罐法 嘱患者取仰卧位,选择大小适宜的火罐,吸拔于上穴,可以沿着手足阳明经排罐,留罐10～15min。每日1次,10次为1疗程。

按语 在治疗的同时,要加强语言及患侧肢体的康复锻炼。

脑出血后遗症

脑出血通常指非外伤性脑实质内动脉破裂出血。出血部位约80％在大脑半球,20％在脑干和小脑。临床主要表现为:急骤起病,常以几分钟至1～2小时脑受损症状即可达到高峰。由于缺氧、缺血、脑水肿、脑血肿压迫而出现头痛、呕吐、意识障碍、抽搐等全脑症状和失语、偏瘫、偏盲、偏侧感觉障碍等脑部局部神经功能缺失症状,重者可出现脑疝或合并消化道出血等。

中医学认为本病多由于平素脏腑阴阳失调,痰瘀隐伏与阻滞脑脉,加之恼怒等激发身中阳气之变动,阳化风动,血之与气,并走于上,直冲犯脑脉破血溢,清窍被扰、被蒙,脑脉被阻,轻则头晕头痛,喝僻不遂,重则昏仆不省人事,为闭为脱。当采用综合手段进行救治。在生命体征稳定后可以配合采用拔罐治疗。

治则 熄风通络。

取穴 人中、内关、三阴交、太冲、肩髃、曲池、合谷、伏兔、阴市、足三里、丰隆。

操作 与脑血栓形成的治疗基本相同,可以参照选用。

按语 在治疗的同时,要注意观察生命体征的变化,并加强语言及患侧肢体的康复锻炼。

二、外科病症

落　枕

落枕是指急性单纯性颈项强痛、活动受限的一种病症。多因体质虚弱,劳累过度,睡眠时头颈部位置不当,或枕头高低不适或太硬,使颈部肌肉(如胸锁骨肌、斜方肌、肩胛提肌等)过长时间维持在过度伸展位或紧张状态,睡前无任何症状,多于早晨起床后,颈部强直,不能左右转动或环顾,患部酸痛,并可向同侧肩部及上臂扩散;或因患者事前无准备,致使颈部突然扭转;或肩扛重物,颈部肌肉扭伤或引起痉挛等均可致落枕引起颈部肌肉静力性损伤或痉挛。本病无论男女老幼皆可发生,是临床常见多发病。临床主要表现为:颈部肌肉及颈项强直、酸胀、转动失灵、强行则痛,轻者可自行痊愈,重者可延至数周。

中医学认为多因起居不当,受风寒湿邪侵袭颈项,寒凝气滞,经脉瘀阻。

治则 理气止痛。

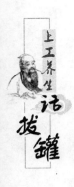

取穴 颈部阿是穴、大椎、肩井、悬钟、肩中俞、肩外俞、天宗。

操作

走罐法 嘱患者取坐位,充分暴露颈背部,在颈部疼痛处涂适量凡士林,选择大小适宜的火罐,用闪罐法将罐吸拔于疼痛部位,沿着肌肉走行,在颈部来回推拉火罐,至疼痛部位皮肤出现红色瘀血为止,每日1次,3次为1疗程。

指罐法 嘱患者取俯卧位,先用手指用力点按各穴1min,至局部酸胀后再选择大小适宜的火罐,吸拔后留罐15min。每日1次,5次为1疗程。

针罐法 常规消毒后,针刺穴位,取得针感后起针,选择大小适宜的火罐吸拔于穴位上,留罐10min。每日1次,3次为1疗程。

刺络拔罐法 常规消毒,用三棱针点刺后选择大小适宜的火罐,吸拔后留罐10min。隔日1次,3次为1疗程。

按语 患者治疗后需要进行活动,并注意保暖以防受凉,平时要注意睡姿,枕头不要过高,养成良好的睡眠姿势习惯,使颈椎保持正常的生理弯曲。反复发作者应考虑颈椎病。

颈椎病

颈椎病是指颈椎及其周围软组织发生病理改变或骨质增生等而导致颈神经根、颈部脊髓、椎动脉及交感神经受压或刺激而引起的综合征。临床主要症状为:颈肩臂疼痛、僵硬,疼痛可放射至前臂、手及指,指尖有麻木感,部分患者亦有头晕、头痛、恶心、耳鸣、耳聋、颈部压痛、行走不稳和肌肉萎缩等症状。本病好发于40岁以上的成年人,无论男女皆可发生。临床上根据症状和体征分为以下几型:①颈型:以颈、肩、背部疼痛为主要症状,并有相应的压痛点。②椎动脉型:以头晕、头痛、失眠为主要症状。③神经根型:以上肢麻木不适为主要症状。④交感型:以头晕、耳鸣、心动过速及心前区不适为主要症状。⑤脊髓型:以脊髓受压为主要临床表现。

中医学认为本病多因积劳成伤、气血阻滞、风寒湿邪乘虚而入,阻于经

142

络;或气滞、痰浊、瘀血等病理产物积累,致经络瘀滞、风寒湿邪外袭,痹阻于太阳经脉,致筋骨不利而发病。

治则 活血通经。

取穴 颈部阿是穴、大椎、大杼、风门、天宗、肩外俞。上肢麻木疼痛重者加肩髃、曲池、合谷、中渚;头晕、耳鸣重者加率谷、百会、太冲;心慌、心悸重者加内关、足三里。

操作

刺络拔罐法 嘱患者取坐位,将穴位常规消毒。用三棱针在穴位上点刺1~3下,以出血为度,选择大小适量的火罐,用闪火罐法将火罐吸拔于点刺穴位上,留罐10~15min,拔出适量血液,起罐后擦净皮肤上的血迹。或每次选用大椎、肩外俞、风门中1~2穴,皮肤常规消毒后,对准穴位,用三棱针迅速地刺入约半分至1分,随即迅速退出,以出血为度。然后拔罐,留罐10~15min。去罐后主动活动头部、肩部。隔日1次,10次为1疗程。

留罐法 将罐吸附于大椎、大杼、肩井、肩髃、天宗、膈俞、肝俞,留罐10~15min。据病情每日或隔日1次,10次为1疗程。

走罐法 涂抹润滑剂后,用闪火法拔罐于颈部,沿颈夹脊、手太阳小肠经的肩外俞至天宗来回走罐,至皮肤出现红色瘀血为止。

针罐法 选主穴及配穴,嘱患者取俯卧位,常规消毒后,针刺穴位,取得针感后起针,选择大小适宜的火罐吸拔于穴位上,留罐10min。每日1次,10次为1疗程。

药罐法 将不同口径的竹管放在煮沸的药水(艾叶、防风、杜仲、麻黄、木瓜、川椒、穿山甲、土鳖虫、羌活、苍术、独活、苏木、红花、桃仁、透骨草、千年健、海桐皮各10克,乳香、没药各5克,布包水煎)锅内,2~3min后取出,并把管内药水甩净,迅速地放在患者穴位上,可牢固吸住皮肤。7~8min取下,局部皮肤出现瘀血或充血。根据病情每日或隔日1次,10次为1疗程。

按语 ①拔罐疗法治疗颈椎病只是改善局部营养代谢,缓解或消除颈椎病的临床症状,但不能消除椎体骨质增生。②避免长时间低头屈颈工作,经常做颈部及肩部功能锻炼,避免感受风寒、枕头高低应适中。

二 外科病症

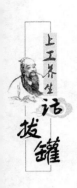

肩关节周围炎

肩关节周围炎,简称肩周炎,是指肩关节周围的肌肉、肌腱、滑囊以及关节囊等组织的一种慢性退行性无菌性炎症疾病。临床主要表现为:逐渐出现患侧肩关节疼痛和肩关节活动受限,夜间尤甚,亦可为双侧性。日久患侧肩关节甚至上肢肌肉可出现废用性萎缩。在关节外展、上举、后伸和前旋等活动时活动明显受限;局部有广泛性压痛,早期以疼痛为主,后期以功能障碍为主。本病多发生在 40 岁以上的中老年人,女性发病率高于男性,非体力劳动者多见。

中医学认为多因肝肾亏虚、气血虚弱,血不荣筋;或外伤后遗,痰浊瘀阻,复感风寒湿之邪侵袭经络,致使气血凝滞不畅、瘀阻经脉所致。

治则 温经通络。

取穴 肩髃、肩髎、压痛点、曲池、外关、中渚、肩贞、臂臑。

操作

留罐法 将罐吸附于肩髃、肩前、臂臑、天宗、曲池、阿是穴,留罐 10～15min;或在肩关节局部涂抹麝香正骨水,施以手法推拿至皮肤潮红后,用闪火法拔罐并沿肌肉走行来回走罐至皮肤呈紫红色为度。隔日 1 次,10 次为 1 疗程。

走罐法 嘱患者取坐位,将患侧肩关节涂适量的凡士林,选择大小适宜的火罐,用闪火法将罐吸拔于肩关节处,然后在肩关节疼痛的范围内轻轻来回推火罐,至皮肤出现红色瘀血现象为止。起罐后将凡士林擦净。

刺络拔罐法 将所选穴位常规消毒,用三棱针快速点刺,选择大小适宜的火罐,立即用闪火法将罐吸拔于皮肤上,留罐 10～15min,拔出适量血液,起罐后擦净皮肤上的血迹。隔日 1 次,10 次为 1 疗程。

针罐法 嘱患儿取侧卧位,常规消毒后,针刺穴位,取得针感后起针,选择大小适宜的火罐吸拔于穴位上,留罐 10min。每日 1 次,10 次为 1 疗程。

按语 ①拔罐疗法对本病有明显的减轻疼痛作用,但需多次治疗后患肢活动才能逐步恢复正常。②在治疗期要加强功能锻炼,如爬墙锻炼、体后拉手、外旋锻炼;同时注意肩部保暖,避免过度劳累。

肱骨外上髁炎

肱骨外上髁炎俗称"网球肘",多因前臂旋转用力不当而致。起病缓慢,初起时在劳累后偶感肘外侧疼痛,延久则加重,如抬东西等动作均感疼痛无力,疼痛剧烈甚至可向上臂及前臂放射,致影响肢体活动,但在静息时多无症状。检查时关节外观无红肿,局部有明显压痛。伸肌腱牵拉试验阳性,即肘伸直握拳,屈腕,然后将前臂旋前,可发生肘外侧部剧痛。临床主要表现为:肘关节外侧疼痛,向前臂外侧放射,用力握拳及前臂旋转动作(如拧毛巾)时加剧。

中医学认为本病多因劳伤或伤后气血阻滞,血不荣筋,夹痰瘀凝结而成。

治则 活血化瘀。

取穴 手三里、病变局部及压痛点。

操作 主要采用刺络拔罐法,嘱患者取坐位,肱骨外上髁压痛最明显处常规消毒,用梅花针叩刺至微出血为度,拔罐10min,起罐后将血迹擦净。可加灸,每日1次,一般1~2次内即可消肿。

按语 治疗期间宜减少患部得活动,以利于炎症早日吸收。治愈后注意保护,避免再度劳伤,否则极易复发。

颞下颌关节功能紊乱

颞下颌关节功能紊乱是指咀嚼肌平衡失调,颞颌关节各组织结构之间运动失常而引起的疼痛、张口受限、弹响等综合征。好发于青年女性,以单侧较多见。现代医学认为本病病因不十分清楚,可能与过度疲劳、情绪不稳定、体质虚弱、咬合关系紊乱及外伤、关节和牙齿的生长发育异常有关,也可因关节器质性病变(如类风湿等)引起。咀嚼肌解剖异常、机械、物理、创伤、寒冷刺激等可诱发和加重此病。临床主要表现为:下颌关节运动障碍,活动时关节区及其周围肌群疼痛、并伴有弹响、张口受限、咀嚼肌酸痛等,下颌运动障碍

二 外科病症

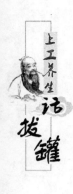

和咀嚼肌无力,且有明显压痛。

中医学认为本病多因外感风寒、外伤经筋或先天不足而致筋骨失濡,关节失利。

治则 舒筋通络。

取穴 阿是穴(局部硬结点或压痛点)、下关、颊车、合谷。

操作

刺络拔罐法 患者取坐位,头微偏向健侧,嘱患者不要移动体位,以免火罐脱落或引起疼痛。将患侧阿是穴常规消毒,先用三棱针点刺出血少许,然后拔罐 15min 左右。下关、颊车、合谷针刺后拔罐。隔日 1 次,10 次为 1 疗程。

按语 ①本病要坚持治疗,在治疗期间患者要心情舒畅。②饮食以稀软食物为主,切忌咀嚼过硬食物,避免张口过大,改正偏咀嚼的习惯,增加营养,增强机体抗病能力。③有病灶时及时处理,局部可热敷,必要时配合药物治疗。

背肌筋膜炎

背肌筋膜炎亦称"肌筋膜纤维组织炎"、"肌纤维综合征",是临床常见病、多发病,指背部连接覆盖肌肉的组织发生炎症,背肌筋膜炎是由于背肌和筋膜的急、慢性损伤,使二者之间产生无菌性炎症造成组织间水肿、渗出、久之便形成粘连及纤维性变,引起背部疼痛、活动受限的一种疾病。其软组织的病变系由局部损伤或超负荷所引起。可有外伤后治疗不当、劳损或外感风寒等病史;多发于老年人,好发于两肩臂之间,尤以体力劳动者多见;背部酸痛,肌肉僵硬发板,有沉重感,疼痛常与天气变化有关,阴雨天及劳累后症状加重。背部有固定压痛点或压痛较为广泛。背部肌肉僵硬,沿竖棘肌行走方向常可触到条索状的改变,腰背功能活动大多正常。

中医学认为本病多因劳损、肝肾亏虚或外邪侵犯而致脉络、经筋受损,瘀血内积,闭塞不通所致。

治则 祛瘀通络。

取穴 阿是穴。

操作

刺络拔罐法 嘱患者取俯卧位,暴露病变部位,先用2%碘酒消毒,然后用75%酒精脱碘,用消毒的皮肤针在病变局部反复进行叩刺,力度以患者能耐受为度。待患处出现均匀微小的出血点时,迅速在此处用大号火罐拔罐,留罐5～10min,拔出适量血液,将皮肤的血迹擦净。隔日1次,5次为1疗程。

走罐法 嘱患者取俯卧位,充分暴露背部,在病变肌上涂适量凡士林,用闪火法将罐吸拔于背部,沿肌肉来回走罐,至皮肤颜色变红。每日1次,10次为1疗程。

针罐法 嘱患者取俯卧位,常规消毒后,针刺穴位,取得针感后起针,选择大小适宜的火罐吸拔于穴位上,留罐10min。每日1次,10次为1疗程。

按语 在治疗的同时,要避免劳累,避免风寒刺激。

急性腰扭伤

急性腰扭伤是指腰部的肌肉、筋膜、韧带或小关节,因过度扭曲或牵拉所致的损伤,多由搬抬重物用力过猛或身体突然旋转而引起。临床主要表现为:腰痛剧烈,腰不能挺直,俯、仰、转侧均困难,腰部肌肉紧张,压痛点明显,X线片无特殊显示。

中医学认为本病多因负重不当或过度扭曲而致关节筋肉络脉受损,气血壅滞所致。

治则 活血止痛。

取穴 阿是穴、委中、肾俞、志室、大肠俞、腰阳关。

操作

刺络拔罐法 嘱患者取俯卧位,找出明显压痛点,局部常规消毒,由上向下用梅花针叩刺,以刺出稠血为宜,用干棉球擦去血迹。在阿是穴拔罐5～10min,起罐后再把血迹擦净。或嘱患者俯卧位,仅在委中穴常规消毒后,用

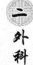

二 外科病症

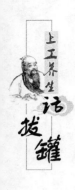

三棱针点刺出血,快速拔罐,留罐10min。(此法适宜于急性腰扭伤疼痛部位在足太阳膀胱经者),一般1～2次治愈。

留罐法 先点按委中并活动腰部后,再将罐吸附于肾俞、志室、大肠俞、腰阳关、委中、腰部压痛点(阿是穴),留罐10～15min。

走罐法 在患侧腰部涂上适当介质后,选择口径合适的罐,拔罐于腰部压痛明显处,上下左右来回走罐,直至皮肤潮红或起痧为止。

针罐法 嘱患者取俯卧位,常规消毒后,先针刺主穴再刺配穴,取得针感后起针,选择大小适宜的火罐吸拔于穴位上,留罐10min。每日1次,10次为1疗程。

按语 治疗后应卧硬板床,不可过度活动,注意休息,防止腰部受寒。

腰肌劳损

腰肌劳损主要是指腰骶部肌肉、筋膜、韧带等软组织的慢性损伤。多因长期劳累、习惯性不良姿势或急性损伤后治疗不彻底所致。临床表现为:腰部酸痛、无力或僵硬,有明显的腰部强力运动或反复扭伤史。疼痛部位不具体,腰部活动受限,逐渐加重,劳累后加重,休息可减轻并与气候变化有关。

中医学认为本病多因劳损、肝肾亏虚或外邪侵犯而致脉络、经筋受损,气血运行壅滞,瘀血内积,闭塞不通所致。

治则 化瘀止痛。

取穴 肾俞、志室、大肠俞、阿是穴、委中、承山。

操作

留罐法 患者取俯卧位,用闪火法,将罐吸附于肾俞、志室、大肠俞、委中、承山、腰部压痛点(阿是穴),留罐10～15min。

走罐法 在患侧腰部涂上适当介质后,选择口径合适的罐,拔罐于腰部压痛明显处,沿着膀胱经上下来回走罐,直至皮肤潮红或起痧为止。

刺络拔罐法 嘱患者取俯卧位,找出明显压痛点,局部常规消毒,用三棱针点刺出血,然后留罐5～10min,起罐后再把血迹擦净。

针罐法 嘱患者取俯卧位,常规消毒后,针刺穴位,取得针感后起针,选择大小适宜的火罐吸拔于穴位上,留罐 10min。每日 1 次,10 次为 1 疗程。

药罐法 用麻黄、艾叶、木瓜、川椒、秦艽、透骨草各 10 克,煎煮取汁适量,涂抹于疼痛部位,然后拔罐。或用上药煮罐,采用水罐疗法。以上方法均隔日 1 次,10 次为 1 疗程。

按语 避免久坐久立,以及长时间弯腰动作。

第 3 腰椎横突综合征

第 3 腰椎横突综合征是腰腿痛的常见病因之一,本病好发于从事体力劳动的青壮年。临床主要表现为:腰部或腰臀部的弥漫性疼痛,多为一侧,并沿大腿后侧向下肢放射至膝关节,甚至可至小腿外侧,部分患者可触及纤维性软组织硬结。少数患者晨起或弯腰疼痛加重,翻身及步行困难。检查时全部患者为髂棘肌外缘第 3 腰椎横突端处有局限性压痛,部分患者可触及纤维性组织硬结,疼痛多向下发展至臀部,再经大腿后侧放射至膝平面以上。

中医学认为多因劳伤或伤后气血阻滞,血不荣筋,夹痰夹瘀凝结而成。

治则 化瘀止痛。

取穴 阿是穴、委中、风市、殷门、阳陵泉、承筋。

操作

针罐法 嘱患者取俯卧位,局部皮肤常规消毒。用 2～3 寸的针灸针,分别从第 3 腰椎横突末端的阿是穴进针,沿着横突上、下缘向脊椎方向各针一针,使针体与皮肤成 15°～35°,进针后行较大幅度的捻转,使患部出现较强烈的针感。起针后拔罐,留罐 10min。每日 1 次,10 次为 1 个疗程。

刺络拔罐法 选阿是穴及 2 个配穴,嘱患者取俯卧位,常规消毒,用三棱针点刺后,选择大小适宜的火罐,吸拔后留罐 10min。隔日 1 次,10 次为 1 疗程。

按语 每次治疗结束后,配合做直腿弯腰动作数次,弯腰角度尽量大。

149

二 外科病症

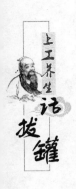

 肥大性脊柱炎

本病又称为增生性脊柱炎,指椎体软骨退变、骨质增生,以活动受限、晨起或长时间保持坐、立姿势后改变体位时明显为特点的慢性骨关节病变,以腰4、5椎体部位为常发部位,好发于中老年。腰背部酸痛不适,活动后症状减轻,活动多后症状又加重。腰背部有压痛点,功能轻度受限。

治则 通督止痛。

取穴 华佗夹脊穴、大椎、身柱、大杼。

操作

针罐法 患者局部皮肤常规消毒之后,用毫针在相应的穴位进行针刺,可以同时针刺患病椎体旁边的背俞穴。用梅花针叩刺患部数十下,至浸出血珠为止,然后在患处拔火罐15min,起罐后嘱患者自行热敷局部。每日或隔日1次,10日为1疗程,疗程间休息5日。

走罐法 嘱患者取俯卧位,充分暴露背部,在背部膀胱经及督脉上涂适量凡士林,用闪火法将罐吸拔于背部,沿背部足太阳膀胱经的大杼至大肠俞或大椎至命门来回走罐,至皮肤颜色变红,然后用闪火法拔罐于气海、关元、内关、足三里、三阴交。隔日1次,10次为1疗程。

按语 注意病患局部的保暖。不可剧烈运动。

坐骨神经痛

坐骨神经痛是指在坐骨神经通路及其分布区内发生疼痛,为常见的周围神经疾病。临床分为原发性和继发性两类。原发性坐骨神经痛的发病与受寒、潮湿、损伤及感染有关;继发性坐骨神经痛为神经通路的邻近组织病变产生机械性压迫或粘连所引起,如腰椎间盘突出症,椎间关节、骶髂关节、骨盆的病变以及腰骶部软组织损伤。根据病因还可以分为根性坐骨神经痛与干性坐骨神经痛,前者多由脊椎病变所引起,如腰椎间盘突出症、脊椎肿瘤、结核等,疼痛可因咳嗽、喷嚏、弯腰等而加重;后者多由坐骨神经炎而引起,发病较急。根性坐骨神经痛小腿外侧或足背皮肤感觉减弱明显,干性坐骨神经痛通路压痛较重。临床主要表现为:坐骨神经通路及其分布区(臀部、大腿后侧、小腿后外侧和足部外侧)内的疼痛。患者多有受寒或外伤史,疼痛多由臀部或髋部开始,向下沿大腿后侧、腘窝、小腿外侧和足背部外侧扩散,在持续性钝痛的基础上有发作性加剧;根性坐骨神经痛常从腰部开始向下放射。

中医学认为本病多因风、寒、湿之邪客于足少阳经脉,致使该经气血阻滞所致。

治则 活血止痛。

取穴 ①根性坐骨神经痛取夹脊、肾俞、大肠俞、环跳、委中、承山。②干性坐骨神经痛取环跳、委中、承山、足三里、丘墟。

操作

针罐法 嘱患者取侧卧位,穴位常规消毒后,根据病症取相应穴位,针刺后提插捻转,待有触电感后起针拔罐,留罐15min。每日1次,10次为1疗程。

刺络拔罐法 嘱患者取俯卧位,穴位局部常规消毒,用梅花针叩刺或三棱针点刺,然后拔罐5~10min,起罐后再把血迹擦净。每日1次,10次为1疗程。

指罐法 先用力点按各穴1min,局部酸胀感,出现放射感更佳,然后再将罐吸附于上穴,留罐10~15min。每日1次,10次为1疗程。

走罐法 在患侧腰部涂上适当介质后,选择口径合适的罐,拔罐于腰部压痛明显处,及环跳、委中、承山连线上下来回走罐,直至皮肤潮红或起痧为止。

按语 ①拔罐疗法治疗坐骨神经痛效果较好,尤其是刺络拔罐,对于寒湿性坐骨神经痛往往治疗几次即愈。②在治疗过程中,患者应适当卧床休息,椎间盘突出者须卧硬床板,应注意腰腿部的保暖,劳动时应采取正确的姿势。

梨状肌综合征

梨状肌综合征的发生主要是由于梨状肌的充血、水肿、痉挛以及肥厚等刺激压迫坐骨神经引起的臀部和坐骨神经疼痛的一系列症状。临床表现为:

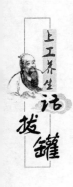

臀部疼痛,梨状肌部位有压痛和放射痛,伴有坐骨神经疼痛,风寒湿可以使症状加重;腰部没有明显的畸形和运动障碍。直腿抬高试验阳性,梨状肌紧张试验阳性,局部封闭后疼痛可以缓解或减轻。

中医学认为本病多因劳伤或伤后气血阻滞,血不荣筋,夹痰夹瘀凝结而成。

治则 化瘀止痛。

取穴 阿是穴、昆仑、后溪。

操作

指罐法 先用手指用力点按阿是穴 1min,至局部酸胀后再进行拔罐,留罐 15min。每日 1 次,10 次为 1 疗程。

刺络拔罐法 先在患病局部进行短时间的按揉,常规消毒后,使用三棱针点刺出血后,加拔火罐,留罐 10~20min,起罐后再针刺昆仑和后溪。2 日 1 次,10 次为 1 疗程。

针罐法 嘱患者取俯卧位,常规消毒后,针刺阿是穴,提插捻转取得针感后起针,选择大小适宜的火罐吸拔于穴位上,留罐 15min。每日 1 次,10 次为 1 疗程。

按语 患者在急性期最好卧床休息,减少活动。注意患者局部的保暖,避免风寒湿的不良刺激。注意与腰椎间盘突出造成的坐骨神经疼痛相鉴别。

髌骨软化症

髌骨软化症又称"髌骨软骨病"、"髌骨劳损",主要是由于膝盖在长期的屈伸中,髌股之间反复摩擦,互相撞击,致使软骨面磨损所致,是一种比较常见的膝关节病。起病缓慢,最初感觉膝部隐痛、乏力,劳累后加重,上下楼梯困难,严重者影响步行。浮髌试验阳性,X线检查可以明确诊断。

中医学认为本病多因肝肾亏虚、气血虚弱,血不荣筋;或外伤后遗,痰浊瘀阻,复感风寒湿之邪侵袭经络,致使气血凝滞不畅、瘀阻经脉所致。

治则 强膝通经。

取穴 内、外膝眼,鹤顶,阿是穴,足三里,阴陵泉,阳陵泉。

操作

针罐法 患侧皮肤严格消毒后,用毫针进行针刺,使用平补平泻手法,留针 15~20min,起针后用闪火法将小口径火罐拔上 15min,取罐后常规消毒去污即可。1~2 日 1 次,15 次为 1 疗程。

刺络拔罐法 嘱患者取坐位,常规消毒,每穴用三棱针点刺 1 下,选择大小适宜的火罐,吸拔后留罐 10min。隔日 1 次,10 次为 1 疗程。

按语 注意严格消毒,避免将病菌带入关节腔中,日常膝关节保暖,避免膝关节过度用力。

足跟痛

足跟痛多因外伤、劳损引起跖肌膜劳损,或跟骨结节退变钙化、骨刺形成导致的纤维脂肪垫炎、跟下滑囊炎而致。多见于中老年人,多与骨质增生、跗骨窦内软组织劳损、跟骨静脉压增高等因素有关。临床主要表现为:足跟部疼痛,不能站立,行走困难,足跟内侧有一明显的痛点,并有筋结样的反应物。常在久坐和晨起下床时疼痛,活动后可缓解。轻者走路、久站才出现疼痛;重者足跟肿胀,不能站立和行走,平卧时亦有持续酸胀或刺样、灼热样疼痛,痛时甚至牵扯及小腿后侧。

中医学认为本病系年老肾虚、体质虚弱,肾阴阳俱亏,不能温煦和滋养足少阴肾经循行路上的筋骨,跟骨失养,致使劳损而发生疼痛,或因风、寒、湿邪侵袭,致使气滞血瘀,经络受阻而发生疼痛。

治则 活血化瘀。

取穴 承山、太溪、昆仑、涌泉、照海、阿是穴。

操作

留罐法 嘱患者取仰卧位,上述穴位点按后,选大小适宜的火罐,拔罐 15min。每日 1 次,10 次为 1 疗程。

刺络拔罐法 嘱患者取仰卧位,常规消毒,选 2~3 穴用三棱针点刺 1 下,

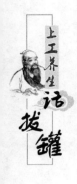

选择大小适宜的火罐,吸拔后留罐 10min。隔日 1 次,10 次为 1 疗程。

按语 ①对骨质增生者,治疗虽不能消除骨刺,但通过消除骨刺周围软组织的无菌性炎症,疼痛同样可以消除。②本病在治疗的同时,可配服补肾的药物,如六味地黄丸。宜穿软底鞋或在患侧的鞋内放置海绵垫。局部每日可热敷或用温水浸足。

 ## 软组织损伤

软组织损伤是指除骨骼以外的组织损伤,包括关节周围肌腱、韧带、脂肪垫、肌肉过度扭曲或牵拉,引起损伤或撕裂,多因碰撞、挤压、跌打、牵拉或扭曲所致,日久或加上风寒湿邪之侵袭而加重病情。临床主要表现为:受伤部肿胀、疼痛、关节活动障碍,损伤部位压痛等。

本病属于中医学的"伤筋"等病症范畴,多因劳伤或伤后气血阻滞,血不荣筋,夹痰夹瘀凝结而成。

治则 活血化瘀。

取穴 损伤局部、压痛点、委中。

操作

刺络拔罐法 急性损伤者嘱患者取适宜体位,损伤局部、压痛点、委中常规消毒,用三棱针散刺出血,或用梅花针重叩至局部出血,然后拔罐 5～15min,起罐后将血迹擦净。每日 1 次,5 次为 1 疗程。

针罐法 慢性损伤者嘱患者取适宜体位,患处局部、压痛点常规消毒,针刺后留针 10～20min,出针后拔罐 5～10min。隔日 1 次。5 次为 1 疗程。

指罐法 嘱患者取合适体位,先用拇指点按压痛点、委中 1min,然后选择大小适宜的火罐吸拔于上,留罐 10～15min。每日 1 次,5 次为 1 疗程。

按语 拔罐疗法治疗软组织损伤,疗效迅速。一般急性治疗 1 次后,肿胀疼痛可以立即减轻或消除,但在治疗前应明确诊断,排除骨折、关节损伤等器质性病变,24 小时内肿胀局部不宜拔罐。

腱鞘囊肿

腱鞘囊肿是指发生于关节和腱鞘附近的囊肿的一种病症,是滑液由关节囊或腱鞘内向外渗出而形成的疝状物,或是结缔组织内局部胶样变性等因素所致。以腕关节、踝关节背侧囊肿为多见,多见于青壮年女性。临床主要表现为:局部隆起,肿块呈圆形或椭圆形,大小不一,高出皮面。初起质软,按触有轻微波动感。日久纤维化后,则可变硬,多无症状,少数按之有酸胀、疼痛或自觉无力感。发于腘窝内者,直膝时则在深处而不易摸清楚。有部分腱鞘囊肿可自消,但时间较长。

中医学认为多因劳伤或伤后气血阻滞,血不荣筋,夹痰瘀凝结而成。

治则 祛瘀止痛。

取穴 囊肿局部。

操作

针罐法 囊肿局部常规消毒,将囊肿周围分成相等的 3 点,每点用 1 针斜刺入囊肿基底部,囊肿顶点垂直刺入 1 针,留针 30min,起针后拔罐 20min。每日 1 次,5 次为 1 疗程。

刺络拔罐法 囊肿局部常规消毒,用三棱针斜刺入囊肿基底部 1 针,囊肿顶点垂直刺入 1 针,起针后拔罐 20min。每日 1 次,5 次为 1 疗程。

痔 疮

由于妊娠、局部炎症、辛辣食物刺激等原因导致直肠黏膜充血或静脉回流受阻,而使局部静脉扩大曲张或团形成痔。腹压增高、痢疾、肠炎、寄生虫、肛门皮肤病、肛门脓肿均能损伤直肠黏膜及黏膜下肌层,使血管等组织脆化充血扩张。本病为多发病,发病率占成年人的 50%~70%,男性多于女性,多随年龄增长而逐渐加重。临床分为内痔、外痔和混合痔三种,外痔一般无症状,内痔常见便血、血色鲜红、痔核脱出、肛门瘙痒等症。

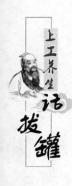

中医学认为本病主要是由于人体阴阳失调，加之外感、内伤、六淫、七情等因素所致，归纳起来主要有饮食不节、情致失调、劳累过度、脏腑虚弱、妇人妊娠等原因。

治则 凉血消痔。

取穴 大肠俞、承山、次髎、腰骶部反应点。

操作

留罐法 嘱患者取俯卧位，选择大小适宜的火罐，吸拔于上穴，留罐15～20min。隔日1次，10次为1疗程。

刺络拔罐法 嘱患者俯卧位，将上述穴位常规消毒，用三棱针点刺1～3下，然后加火罐10min，出血少许。或者在腰骶部脊柱两侧寻找反应点，一般为红色类似痣状物或类似丘疹（稍突起于皮肤表面，针帽大小，呈灰白色或棕褐色、暗红色、浅红色，且压之不褪色的），常规消毒，用三棱针点刺1～3下，然后加火罐10min，出血少许。隔日1次，6次为1疗程。

走罐法 嘱患者取俯卧位，在其腰骶部进行走罐，待现瘀血点后选择3～5个明显者点刺出血后，留罐令瘀血出。隔日1次，6次为1疗程。

按语 治疗当日应避免重体力劳动，患者应多食新鲜蔬菜，忌食辛辣，饮食清淡并忌烟、酒。平时避免久坐，要加强提肛功能锻炼，养成定时排便习惯，以保持大便通畅，防止便秘。

三、妇科病症

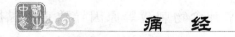

痛 经

痛经是指每次月经来潮及行经前后出现周期性小腹部疼痛，或痛引腰骶，严重时伴有恶心、呕吐，甚至剧痛晕厥者。临床上分为原发性痛经和继发性痛经。原发性痛经是指生殖器官无明显器质性病变的痛经，又称功能性痛经；继发性痛经是指生殖器官有器质性病变如子宫内膜异位症、盆腔炎、子宫肌瘤等引起的月经期疼痛。功能性痛经易治愈，器质性病变痛经病程较长，缠绵难愈。

本病属于中医学的"痛经"、"经行腹痛"等病证范畴。主要是由于经期忧思恼怒、冒雨涉水、感受寒邪；或久坐、久卧湿地所致气滞血瘀、寒湿凝滞，不通则痛；或因脾肾虚寒、气血虚弱，胞脉失养所致。痛在经前，属寒凝气滞；痛在经期，属气滞血瘀；痛在经后，属气血两虚或肝肾不足。

治则 理气止痛。

取穴 督脉的命门至腰俞；足太阳膀胱经肾俞至次髎；关元、三阴交、归来、足三里。气滞血瘀加气海、太冲；寒湿凝滞加肾俞、大赫；气血虚弱加脾俞、膈俞、足三里；肝肾不足加肝俞、肾俞。实证者可用刺络拔罐法或针罐法；虚证者可拔罐后加灸。

操作

走罐并针罐法 患者取俯卧位，充分暴露腰骶部，涂适量的凡士林，用闪罐法将罐吸拔于腰部，然后沿膀胱经和督脉的腰骶部来回推拉火罐，至皮肤出现红色瘀血为止。起罐后擦净皮肤上的凡士林。然后令患者仰卧位，将关元、归来、三阴交、足三里常规消毒，用毫针针刺，使患者产生强烈的向会阴部放射的针感，然后用闪罐法在针上拔罐，留罐10～15min，至皮肤出现红色瘀血起罐拔针。经前半月开始治疗，隔日1次，10次1疗程。

刺络拔罐法 患者取俯卧位，次髎穴区局部常规消毒后用梅花针叩刺，轻度痛经者以叩刺区皮肤略潮红，患者无疼痛为宜；中度痛经者以叩刺区皮肤潮红，但无渗血，患者稍感疼痛为度；重者以叩刺区皮肤隐隐出血，患者有疼痛感为度。叩刺后用闪火法拔罐，留罐10～15min。一般在月经来潮前的3～5日开始治疗，每日1次，3次为1疗程。

指罐法 患者先取仰卧位，先用拇指点按关元、子宫1min，然后选择大小适宜的火罐吸拔于上，留罐10～15min，留罐期间可行提罐法20次左右。起罐后再取俯卧位，如上法在肾俞、次髎拔罐，留罐15min。经前半月开始治疗，隔日1次，10次为1疗程。

药罐法 当归、白芍、乳香、没药、桂枝、细辛、陈皮、厚朴、艾叶、小茴香、甘草各30克，将上述药物用纱布包好，放入药锅内，加水3000mL，煎煮30min左右直至药性煎出为止。将竹罐放入药中，煮5～10min，用镊子夹出竹罐，甩

三 妇科病症

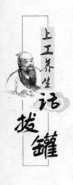

去药液,迅速用干毛巾捂住罐口,趁热立即将竹罐叩于关元、归来、肾俞、关元俞等穴位上。留罐 10～20min,直至皮肤出现瘀血现象为止。每日 1 次,10 次为 1 疗程。

按语 ①拔罐疗法治疗痛经,不但具有止痛作用,若在月经前数天施术,还有预防痛经的作用。对于原发性痛经效果较好,对于子宫内膜异位症、子宫肌瘤及内生殖器官异常等引起的痛经效果较差。②实证痛经在经后 10 天开始治疗,虚证痛经在经前 3～5 天开始治疗。③平时要加强体育锻炼,注意情志的调节,消除焦虑、紧张和恐惧心理,并注意经期卫生,经期要避免剧烈运动和过度劳累,饮食忌寒凉。

月经不调

月经不调是指月经的周期、经量、经色、经质发生异常改变的一种妇科常见疾病,并伴有其他症状。常见的有月经周期或先或后或无定期,经量或过多或过少,经色或鲜红或淡红,经质或轻稀或夹有血块等。

中医学认为本病主要是由于经期忧思郁怒,导致气滞血瘀,冲任失调;或因经期冒雨涉水,过食生冷,久坐、久卧湿地,感受寒冷之邪,导致寒湿凝滞胞脉;或因素体虚弱,经期劳累过度等原因导致脾肾阳虚,胞脉失煦或气血统摄无权所致。月经先期多伴有月经过多,主要由血热迫血妄行或气虚统摄无权所致。月经后期多伴有月经过少,主要由血虚血海不能按时充盈,血寒使气血凝滞不通,气滞使经血不畅所致。月经紊乱多由肝郁气滞,气血逆乱,血海不宁或肾气不足,冲任不调,血海蓄溢失常所致。

治则 理气调经。

取穴 气海、三阴交;脾俞、肝俞、肾俞;八髎或骶骨中线上的阳性反应物(即压痛点及硬结)。经行先期加归来、中封;经行后期加天枢、气海、足三里;经行先后无定期加肝俞、血海;月经量多加子宫、夹脊、膈俞;月经量少加肾俞。

操作

留罐法 取上述主穴中 2～4 个,进行常规消毒,每穴单纯拔罐后留罐15min。八髎或骶骨中线上的阳性反应物(即压痛点及硬结),用泻法针刺后拔罐 10min,以出血为佳。同时根据辨证取相应的配穴,拔罐 15min。隔日 1 次,至阳性反应物消失为度。

刺络拔罐法 取合适体位,选上述主穴中 2~4 个,八髎或骶骨中线上的阳性反应物(即压痛点及硬结),进行常规消毒,每穴和阳性反应物用三棱针点刺 1 下后拔罐,留罐 15min。隔日 1 次,至阳性反应物消失为度。

闪罐法 患者取俯卧位充分暴露腰骶部,在腰骶部的督脉以及膀胱经使用闪罐法,由上至下,由左至右循序进行。待火罐底部烫手时,立即翻转火罐,用火罐的底部熨压脾俞、肾俞,待罐底部变凉时再立即翻转火罐进行闪罐法。反复数次,直至患者皮肤出现红色瘀血为止。另患者转为仰卧位,在关元、足三里、血海穴交替进行闪罐法和熨罐法,直至皮肤出现红色瘀血现象为止。每日 1 次,6 次为 1 疗程,经前 2~3 日开始针刺。也可以配合灸法使用。

按语 本病一般应在经前 2~3 日开始治疗,经行期间不宜对下腹部的穴位进行治疗,至经后 2~3 日为 1 疗程,每月治疗 1 疗程。患者应注意经期忌食生冷、避免精神刺激,减轻体力劳动。

更年期综合征

更年期综合征是指从中年过渡到老年阶段(女性 45~60 岁),妇女卵巢功能逐渐衰退直至完全消失,体内代谢功能减退,内分泌功能失调和植物神经功能紊乱的一组症状。临床表现为:阵发性面部潮热、自汗、心悸、抑郁、易激动、眩晕、血压异常、月经紊乱等。

中医学认为,妇女在绝经前后,肾气日衰,天癸将竭,冲任二脉逐渐亏虚,精血日趋不足,肾的阴阳易于失调,进而导致脏腑功能失常,主要是肾虚,或偏于阴虚,或偏于阳虚,或阴阳俱虚。肾阴虚不能上济于心,可导致心肾不交,肾阴不足以涵养肝木,可致肝肾阴虚;肾阳虚不能温煦脾阳,可致脾肾阳虚。以上诸种病机,均可导致本病发生。

治则 滋补肝肾。

取穴 心俞、膈俞、肾俞;关元、神门、内关;胸椎至骶椎两侧膀胱经内循行线、肾阳虚拔罐后加灸。

操作

刺络拔罐法 嘱患者取俯卧位,心俞、膈俞、肾俞用梅花针叩刺,拔罐15min,拔出适量血液。每日或隔日1次,10次为1疗程。

留罐法 嘱患者取合适体位,选择大小适宜的火罐,用闪火法将罐吸附于心俞、脾俞、膈俞、膻中、乳根、期门、内关、足三里、三阴交,留罐10～15min。隔日1次,10次为1疗程。

走罐法 嘱患者取俯卧位,充分暴露背部,在背部膀胱经及督脉上涂适量凡士林,用闪火法将罐吸拔于背部,沿背部足太阳膀胱经的肺俞至肾俞或至阳至命门来回走罐,至皮肤颜色变红,然后用闪火法拔罐于气海、关元、内关、足三里、三阴交。隔日1次,10次为1疗程。

按语 症状较严重时,应到医院妇科就诊,在医生指导下对症处理,必要时补充雌激素治疗。

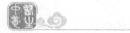

带下病

带下病是指妇女阴道分泌物增多,色白、质稀、气腥,或色黄、质稠如涕如脓,连绵不断,并伴有色泽和质地改变者,是女性生殖系统疾病中的一种常见病症。导致带下病的原因很多,如生殖系统炎症、肿瘤、子宫后屈、肺结核、糖尿病、贫血、精神刺激和阴道异物等。

中医学认为,本病多因脾虚,运化失常,肾气不足,任、带二脉失于固约及湿毒下注所致。古代有五色带之名,尤以白带为多见。多因脾虚湿热,或寒湿困脾而致冲任不固,带脉失约所致。

治则 祛湿止带。

取穴 带脉、肾俞、白环俞、次髎、归来。湿热型配阴陵泉、三阴交、行间;寒湿型配关元、足三里、气海、阳陵泉。白带加关元、阴陵泉、隐白;黄带加阴谷、隐白、大赫、气海;赤带加气海、关元、上髎。

操作

留罐法 取主穴中2～4穴,常规消毒后,用单纯拔罐或针刺后拔罐。湿热型刺络拔罐法,或针刺后拔罐;寒湿型单纯拔罐,或留针拔罐,罐后加温灸。均留罐 15～20min。每日或隔日 1 次,10 次为 1 疗程。

走罐法 嘱患者取俯卧位,充分暴露背部,在腰骶部膀胱经及督脉上涂适量凡士林,用闪火法将罐吸拔于背部,从肾俞至关元俞,命门到腰俞来回推拉走罐,直至皮肤上出现紫红色瘀血为止,然后将罐留于次髎穴 15min。每周 2 次,8 次为 1 疗程。

贮水罐法 用抽气贮水罐,腹部以脐为标准,旁开 2 横指各拔 1 罐。脐下每隔 2 横指拔 1 罐;再以关元穴为标志,左右旁开 2 横指各 1 罐。背侧以腰带为标志,距中线 2 横指各拔 1 罐,依次向下,每侧再拔 4 罐,最后在足三里、三阴交处各拔 1 罐。留罐 15min,10 次为 1 疗程。

按语 拔罐疗法不适用于癌性和阴道异物引起的带下病。

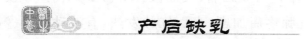

产后缺乳

产后缺乳是指产妇哺乳期间,乳汁分泌过少或全无,不能满足喂哺婴儿需要。临床症状为:产后缺乳,或乳房胀痛,乳汁不行,可伴有心悸、气短、胸腹胀满等。现代医学认为产后缺乳与孕前及孕期乳腺发育较差、分娩时出血过多、授乳方法不正确、过度疲劳、恐惧、不愉快等因素有关。

中医学认为本病多为气血虚弱,不能化生乳汁,或肝郁气滞,经脉涩滞不通。

治则 理气通乳。

取穴 膻中、乳根、少泽。气血虚弱型加脾俞、足三里;肝郁气滞型加肝俞、支沟、太冲。

操作

刺络拔罐法 主穴进行常规消毒,每穴(少泽除外)用三棱针点刺 1～3 下,立即在所点刺的穴位拔罐,留罐 10min 左右,拔出血液后,起罐擦净皮肤上的血迹。用 3 寸毫针从乳根向上平刺,强刺激捻转提插泻法,取得针感后立即拔针。用三棱针点刺少泽穴,挤出数滴血液。每日 1 次,6 次为 1 疗程。

针罐法 嘱患者取合适体位,常规消毒后,针刺上述穴位,采用提插捻转

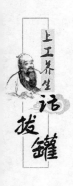

补法,取得针感后起针,选择大小适宜的火罐吸拔于穴位上,直至皮肤出现瘀血现象为止,可以加用三棱针点刺少泽放血。每日1次,10次为1疗程。

按语 ①在治疗期间要保持心情愉快,保证足够的营养,纠正不正确的哺乳方法,定时哺乳,每次哺乳尽量让婴儿吸空乳液,建立良性的泌乳反射。②左乳根不宜拔罐。

急性乳腺炎

急性乳腺炎是哺乳期妇女的多发病、常见病,是乳房的急性化脓性炎症,多发生于产后哺乳期及回乳期。发展过程分三期:郁乳期、酿脓期、溃脓期。①乳汁郁积期,病程早期有畏寒、发热等全身症状,继而乳腺肿胀疼痛,出现界限不清的肿块,伴有明显触痛,表面微红等。②蜂窝组织炎期,炎症继续发展,有寒战高热,乳腺疼痛加剧,表面红肿发热,有波动感。③脓肿形成期,炎症局部形成脓肿,表浅的脓肿波动明显,可向体表破溃,深部的脓肿和不及时切开引流可引起广泛的蜂窝状坏死灶。主要临床表现为:寒战,高热,乳房红、肿、热、痛,乳房内很快形成脓肿,患侧腋窝淋巴结肿大,白细胞增高。

中医学认为本病多由于忧思恼怒、肝气郁结;或多食肥甘厚味,胃中积热;或因乳头皮肤破裂,外邪侵入乳房导致脉络阻塞,排乳不畅,火毒与积乳互凝,而结肿成痈。

治则 活络通乳。

取穴 乳根、膻中、肩井、阿是穴(患处对应的背部点)。若肿块疼痛在乳头深部,重点拔膏肓;乳房局部硬结,加神封;发热恶寒加大椎、委中、合谷;腋下淋巴结肿大加肩井、曲池。

操作

留罐法 嘱患者正坐位或俯卧位,充分暴露背部,轻者只取单侧,即患乳对应的背部,重者双侧背部取穴。重点在患侧乳房相对应的背部留罐10~15min。每日1次,一般1~5次即愈。

走罐法 将背部涂适量凡士林,选择大小适宜的火罐,用闪火法将罐吸拔于背部,然后沿着膀胱经和督脉的循行线在背部来回推拉火罐,至皮肤出现明显的红色瘀血,起罐后擦净皮肤上的凡士林。

刺络拔罐法 嘱患者坐位,辨证配穴,选2~4个穴位常规消毒,用三棱针点刺1~3下,然后加火罐10min,出血少许。每日或隔日1次,5次为1疗程。

针罐法 嘱患者取适宜体位,辨证选取穴位,针刺后拔罐10~15min。每日1次,5次为1疗程。

按语 拔罐疗法对郁乳期效果最好,经过1~2次拔罐可愈。酿脓期一般需治疗多次才愈。对未成脓者,为了保护乳腺,一般不主张点刺局部。在哺乳期间,应保持乳头清洁,乳汁排泄通畅。炎症严重者应暂停哺乳,经常用吸乳器吸乳。

乳腺增生

乳腺增生是以乳房胀痛为主的慢性非炎症性疾病,好发于中青年。临床表现为:月经前期乳房胀痛明显,乳房内可触及大小不等的包块,触痛,包块与周围组织边界清楚,可移动;局部无红肿,腋下淋巴结无肿大。

中医认为本病多因情志内伤或长期忿郁恼怒,或忧思郁虑,使气机郁滞,肝气失于条达;思虑伤脾,饮食不节,脾虚不能化湿,聚湿生痰;气滞不能行血,导致血瘀。

治则 疏肝散结。

取穴 肝俞、脾俞、天宗。

操作

发泡罐法 取各穴常规消毒后拔罐,用闪火法或抽气法,以患者能耐受为度,留罐30~50min,各穴多发泡(尤其在治疗初期),注意别弄破,令其自行吸收,待结痂消除后,行下1次治疗,10次为1疗程,疗程间不间隔。

刺络拔罐法 嘱患者俯卧位,将上述穴位常规消毒,用三棱针点刺1~3下,然后加火罐10min,出血少许。每日或隔日1次,10次为1疗程。

按语 治疗过程中,嘱患者调节好心态,保持心情舒畅,同时注意饮食,少食辛辣之物。

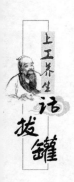

慢性盆腔炎

　　盆腔炎是指妇女盆腔内生殖器官及其周围组织受细菌感染后引起的慢性炎症。慢性盆腔炎常由急性盆腔炎反复发作转化或治疗不彻底而成。病变多局限在输卵管、卵巢和盆腔结缔组织,常见的有输卵管慢性炎症、输卵管积水、盆腔结缔组织炎等。临床表现为:下腹部坠胀疼痛,腰骶部酸痛,小腹有肿块,月经紊乱,白带增多,于劳累、性交后及月经期病情加重。

　　中医学认为本病多因寒湿凝滞或气滞血瘀所致,且兼挟湿热为多,常由急性盆腔炎反复发作转化而成;如湿热偏重,或积瘀化热,或挟肝热,又可引起急性或慢性急性发作。

　　治则　清热利湿。

　　取穴　中极、血海、脾俞;三阴交、大椎、身柱;白环俞、肾俞、肝俞。月经紊乱加腰俞、次髎;白带增多加肾俞、脾俞、带脉、气海俞;腰痛加腰俞、腰眼、环跳、殷门。

　　操作

　　留罐法　在主穴中选 1 组,常规消毒后,拔罐 15～20min,交替使用。配穴随症加减,湿热瘀阻型刺络放血拔罐、寒凝气滞型可针罐后配合艾灸。每日 1 次,10 次为 1 疗程。

　　走罐法　嘱患者取俯卧位,充分暴露背部,在腰骶部膀胱经及督脉上涂适量凡士林,用闪火法将罐吸拔于背部,从肾俞至关元俞,命门到腰俞来回推拉走罐,直至皮肤上出现紫红色瘀血为止,然后将罐留于次髎穴 15min。每周 2 次,4 周为 1 疗程。

　　药罐法　选炒干姜 10 克、泽兰 20 克、肉桂 15 克、白芥子 15 克、麻黄 30 克、生半夏 20 克、生附子 20 克、冰片 1 克,研末水调后,敷于上述穴位,然后拔罐,留罐 10～15min。每日 1 次,10 次为 1 疗程。

　　按语　①拔罐疗法治疗盆腔炎,对急性者只做辅助治疗,有缓解症状作用;对慢性者,可单独应用拔罐疗法治疗。②在平时要注意经期卫生,禁止在经期、流产后性交及盆浴。③要解除思想顾虑,保持心情舒畅,增强治疗信心。注意营养,要劳逸结合,进行适当的体育锻炼,以增强体质和提高机体抗病能力。

子宫脱垂

子宫脱垂是指子宫从正常位置沿阴道下降,至子宫颈外口达坐骨棘水平以下,甚至全部脱出阴道外口。临床表现为:子宫脱垂,可反复发作,或伴有小腹、阴道、会阴部下坠感,腰腿酸软,小便次数增多,阴道局部糜烂,分泌物增多等。多因分娩造成宫颈、宫颈主韧带及子宫骶韧带损伤,或因分娩后支持组织未能恢复正常,导致子宫沿阴道向下移位。在过劳、剧咳、排便用力过多等情况下,常可引起反复发作。伴有腰背酸痛,劳动后更加明显,自觉有块状物自阴道脱出,行走或体力劳动时更加明显。

中医学认为本病多因产后或产育过多,耗损肾气,胞脉弛松;或因脾胃虚弱,中气下陷;或肝经湿热下注等因所致。

治则 益气固托。

取穴 气海、关元、中极、归来、百会。

操作

留罐法 主穴采用单纯拔罐法,或针刺后拔罐法、闪罐法,留罐20min,或闪罐15～20下。百会艾灸3～5壮(不拔罐)或艾条灸15min。每日或隔日1次,5次为1疗程。

闪罐法 主穴采用闪罐法,闪罐15～20下,每日1次,10次为1疗程。

刺络拔罐法 嘱患者仰卧位,将八髎穴常规消毒,用三棱针点刺1～3下,然后加火罐15min,出血少许。每日或隔日1次,10次为1疗程。

按语 ①产后需多卧床,防止子宫后倾;分娩后1个月内应避免增加腹压的劳动。②平时保持大便通畅,哺乳时间不宜过长,坚持做提肛锻炼,方法是做忍大便的动作,继而缓慢放松,如此一紧一松连续地做,每日2～3次,每次3～10min。③防风寒,忌食辛辣燥烈之物,注意小腹保暖、节房事,有利于巩固疗效。若能配用补中益气汤加枳壳,水煎内服,效果更佳。

三 妇科病症

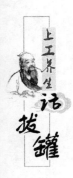

 ## 产后尿潴留

产后尿潴留是指产后子宫底高达脐以上水平或在子宫前方扪及膨隆的膀胱，6～8小时小便不通。主要症状为小便不通，小腹胀满而痛。由于第二产程滞产，胎先露对膀胱颈及盆骨底长时间压迫，造成的暂时性神经支配障碍，膀胱尿道口水肿，若同时有会阴切口的疼痛反射，三者可共同造成尿潴留。

中医学认为本病多因气血俱亏，膀胱和三焦气化失调所致。或因滞产受胎儿压迫泌尿系器官时间过长所引起。

治则 补肾利尿。

取穴 中极、气海、关元俞、下髎、次髎、腹部脐周任脉穴位、三阴交、水道、阴陵泉、三焦俞。

操作

指罐法 嘱患者取仰卧位，先点按气海1min，然后选择大小适宜的火罐，吸拔于腹部穴位及三阴交，留罐10～15min。再取侧卧位，如上法在关元俞、次下髎拔罐，留罐15min。每日1次，5次为1疗程。

刺络拔罐法 嘱患者取仰卧位，将中极、水道、阴陵泉、三阴交进行常规消毒，每穴用三棱针点刺1下，然后选择大小适当的火罐，用闪火法将罐立即吸拔于所点刺的穴位，留罐10min左右，拔出血量1～3mL即可。起罐后取侧卧位，将三焦俞、肾俞、膀胱俞用毫针进行针刺，采用强刺激手法，可以加电针刺激20min左右。每日1～2次，3～6次为1疗程。

四、儿科病症

小儿感冒

感冒又名上呼吸道感染，是指从鼻腔到环状软骨下端部位的鼻、咽、喉的黏膜炎症，一年四季均可发生。临床主要表现为：鼻塞、流涕、头痛、咽痛、咳嗽或有发热等症状,或扁桃体红肿、化脓。婴幼儿常可出现呕吐、腹泻、一时性高热、抽搐等兼证。现代医学认为小儿由于上呼吸道解剖的特点,易为病毒或细菌感染,加之免疫功能不足,常有反复出现的现象。可为支气管炎,支肺炎,急性肾炎,风湿热,小儿常见急性传染病(麻疹、风疹、幼儿急疹水痘、脊髓灰质炎等)的前驱期。

中医认为小儿稚阳稚阴之体,脏腑娇嫩,肌肤薄弱、防御外邪能力差,加之不知自理,寒热失调,六淫之邪乘机入侵,从皮毛或鼻孔最先罹患,故表现为上呼吸道的症状。

治则 宣肺解表,疏风清热。

取穴 大椎、风门、肺俞、曲池、外关。

操作

留罐法 患儿取俯卧位充分暴露背部,选准穴位,然后拔罐,采用哪种排气方式均可,一般选用小抽气罐,留罐 5min。热重者在上述穴位以毫针点刺出血后加罐。每日 1 次,3 次为 1 疗程。

按语 拔罐时要保持室内温度,起罐后要立即穿好衣服,并盖好被褥助汗更佳。

小儿百日咳

百日咳是由百日咳嗜血杆菌引起的急性呼吸道传染病,临床主要表现为:阵发性痉挛性咳嗽和咳嗽终止时出现鸡鸣样吸气吼声,反复发作,可持续3 个月以上,故名为"百日咳"。好发于冬春季节,5 岁以下婴幼儿易于感染。发病前 1～3 周多有百日咳的接触史,年龄愈小,病情多愈重。若无并发症,预后一般良好。

本病属于中医学的"顿咳"等病证范畴。认为多由于时行疫毒犯肺,肺气不宣,气郁化热,酿液成痰,阻于气道,上逆而致。

治则 祛风止咳。

四 儿科病症

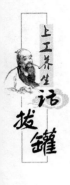

取穴 身柱、风门、肺俞、大椎。痰多气短加膻中、丰隆；喉痒加天突、廉泉。

操作

刺络拔罐法 患儿取俯卧位，穴位常规消毒，用三棱针点刺后拔罐5～10min。隔日1次，10次为1疗程。

药罐法 患儿取正坐俯头腰坐式，选择适宜大小的火罐，治疗时，将白及粉用冷开水调成糊状，涂在身柱上，再拔火罐5～10min。每日1次，10次为1疗程。

按语 治疗期间，须注意患儿保暖，饮食宜清淡，食易消化之品。忌食生冷、油腻、辛辣食物。

小儿麻疹

麻疹是由麻疹病毒引起的急性发疹性呼吸道传染病。自从推广麻疹减毒疫苗接种后已少见流行。如无并发症一般预后良好，本病大都有终生免疫。典型病例有接触史，经10～11日潜伏期、3～4日前驱期后，可见发热、流涕、咳嗽、眼结膜充血、流泪、怕光、食欲差。发病第3日在颊黏膜近第2臼齿处有麻疹黏膜斑。出疹期3～5日，高热，在耳后及颈部开始出现玫瑰色斑丘疹，急速蔓延全身。疹大小不一，可融合成片，皮疹间皮肤正常，扪之碍手，压之褪色。恢复期皮疹出透后逐渐消退，热度下降，皮肤可见麦麸脱屑，留存棕色斑痕至3～4周消失。病程中常易引起肺炎、喉炎、肠炎或脑炎等并发症。不典型病例多见于注射麻疹减毒活疫苗或接受被动免疫行，病情轻，病程短。

中医认为麻疹是麻毒从口鼻侵入，蕴于肺胃二经所致，与气血相搏，发于肌肤。邪多局限卫分，个别波及气营。

治则 疏风透疹。

取穴 大椎、肺俞、膈俞、风门、身柱、肝俞、脾俞。

操作

留罐法 嘱患儿取俯卧位，选主穴及2个配穴，选择大小适宜的火罐，吸拔后留罐10min。每日1次，10次为1疗程。

针罐法 嘱患儿取俯卧位,选主穴及配穴,常规消毒,针刺穴位,取得针感后起针,选择大小适宜的火罐吸拔于穴位上,留罐5min。每日1次,10次为1疗程。

刺络拔罐法 嘱患儿取俯卧位,选主穴及2个配穴,常规消毒,用三棱针点刺1下,选择大小适宜的火罐,吸拔后留罐10min。隔日1次,10次为1疗程。

<u>按语</u> 对婴幼儿患者针刺宜浅、宜轻,治疗期间,须注意患儿保暖,饮食宜清淡,食易消化之品。

小儿风疹

风疹是小儿常见的一种较轻的急性出疹性传染病。临床以全身出现淡红细小皮疹,伴耳后、枕部和颈后臀核(淋巴结)肿大为特征。中医称"风痧",又因与真痧(麻疹)不同,故又称"野痧"。本病发于冬春二季,以5岁以下小儿多见。初起轻度发热、咳嗽、流涕,发热当天或第2日即同出疹,约1天内布满全身。疹点淡红细小,疹退后无明显脱屑,无色素沉着。耳后、枕部、颈后淋巴结肿大,有压痛。

中医认为由于风温时邪从口鼻侵入,蕴于肺胃,与气血相搏,发于肌肤。邪多局限卫分,个别波及气营。

<u>治则</u> 疏风解表。

<u>取穴</u> 大椎、身柱、肺俞、风门。

<u>操作</u>

留罐法 嘱患儿取俯卧位,选择大小适宜的火罐,在各穴留罐10min。每日1次,10次为1疗程。

刺络拔罐法 嘱患儿取俯卧位,常规消毒,每穴用三棱针点刺1下,选择大小适宜的火罐,吸拔后留罐10min。隔日1次,10次为1疗程。

<u>按语</u> 治疗期间,须注意患儿保暖,饮食宜清淡,食易消化之品。忌食生冷、油腻、辛辣食物。

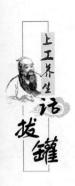

小儿水痘

　　水痘是由于感染水痘病毒引起的一种疱疹性传染病,为儿童时期传染性非常强的疾病。由飞沫传染,易引起流行。一年四季均可发生,但多见于冬、春季。任何年龄均可传染,以1～4岁多见。从发病前1日至全部皮疹结痂期均有传染性。可获终生免疫。临床表现为:病前2～3周有接触史,多数先见皮疹或同时发热。皮疹于与头部多见,四肢较少,在同一天可见斑丘疹、疱疹及痂疹同时出现是本病的特点。经2～3周痂全部脱落,不留疤痕。一般表现不重,但有并发化脓性感染或脑炎者。

　　中医因其形态如豆,色泽明净,故名"水痘"。认为因外感时行邪毒,并内蕴湿热,两相交搏,外发肌表所致。

治则　祛湿解毒。

取穴　大椎、风门、肺俞、身柱、脾俞、三焦俞。

操作

　　留罐法　嘱患儿取俯卧位,选择主穴,用大小适宜的火罐,留罐10min。主穴与配穴交替使用,每日1次,10次为1疗程。

　　刺络拔罐法　嘱患儿取俯卧位,选择主穴常规消毒,用三棱针点刺1下,选择大小适宜的火罐,吸拔后留罐10min。主穴与配穴交替使用,每日1次,10次为1疗程。

小儿猩红热

　　猩红热是由乙型溶血性链球菌引起的急性发疹性传染病,好发于2～8岁儿童,以空气飞沫传播,冬春发病率高。临床以发热,咽峡炎,全身猩红色皮疹和疹退后明显皮肤脱屑为特点。症状与体征:潜伏期1～7日,起病急骤,发壮热烦渴,咽红肿,部分扁桃体有白色渗出物,颈及颌下淋巴结肿大,压痛,发病1～2日内出现弥漫性猩红色鸡皮样皮疹,疹间皮肤充血,压之褪色,皮肤皱褶处可见线状疹(帕氏线),口周苍白圈,早期可见白色杨梅舌,疹后 3～4 日形成红色杨梅样舌病后 1 周左右,皮疹消退,表皮脱屑,手掌足底可呈大片状脱落。

中医认为本病是时行疫毒之邪,从口鼻侵入,蕴郁肺胃两经,上蒸咽喉,外泄肌腠,故咽痛皮肤丹痧,属温热病"烂喉丹痧"、"疫喉"或"疫喉痧"。

治则 清热解毒。

取穴 大椎、风门、肺俞、身柱、心俞、膈俞。

操作

留罐法 嘱患儿取俯卧位,每次选 3 穴,交替使用,选择大小适宜的火罐,留罐 10min。每日 1 次,10 次为 1 疗程。

刺络拔罐法 嘱患儿取俯卧位,常规消毒上穴后,用三棱针点刺 1 下,选择大小适宜的火罐,吸拔后留罐 10min。隔日 1 次,10 次为 1 疗程。

小儿肺炎

肺炎是以发热、咳嗽、气促、鼻煽为主要症状的小儿呼吸道常见病。临床表现示病情轻重而不同,轻者只有轻度发热、咳嗽、气促、痰稀薄、轻微鼻煽;重者烦躁不宁、喘憋、呼吸时呻吟、浅快、鼻煽、三凹征、口唇及指甲青紫或嗜睡萎靡,面色发灰、心衰、惊厥等。现代医学认为本病因感染细菌、病毒、支原体所致,故出现不同类型的肺炎。

本病属中医风温咳喘、肺炎喘嗽、马脾风等范畴。因外感邪热或其他疾病所致,可表现为喘咳、痰鸣、气急、鼻煽等症。若邪陷心肝则可出现神志障碍、谵妄、惊厥、抽风;入营动血,则又见吐血,皮肤瘀斑等症,及至心气内亏,心阳不振,即见暴脱之征。

治则 祛邪宣肺。

取穴 大椎、肺俞、膏肓俞、中府、听诊啰音明显部位。

操作

留罐法 嘱患儿取俯卧位,选择大小适宜的火罐,吸拔后留罐 5min,然后

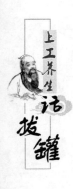

取坐位,中府穴留罐 5min。每日 1 次,5 次为 1 疗程。

刺络拔罐法 嘱患儿取坐位,选 2～3 穴及听诊啰音明显部位,常规消毒后,用三棱针点刺 1 下,选择大小适宜的火罐,吸拔后留罐 5min。隔日 1 次,5 次为 1 疗程。

按语 拔罐疗法治疗小儿肺炎主要起辅助作用,具有改善临床症状,促进炎症吸收消退的效应,尤其是对于机体抗病力弱,肺部啰音和 X 片阴影消退缓慢,病情迁延者用之更为适宜。

小儿厌食

小儿厌食是指无其他明显的病状,只表现为不想进食,甚至厌食,或伴有食后腹胀者。临床中极为多见,成人因其他疾病恢复期也常也常见到。

中医学认为本病多因脾胃功能失调,脾胃虚弱或肝郁气滞、脾失运化、胃不纳食等引起。日久则容易导致气血耗损,后天亏虚,易患其他疾病。

治则 健脾益气。

取穴 脾俞、胃俞、三焦俞、肝俞;四缝、神阙、中脘、足三里、命门。

操作

刺络拔罐法 患儿取俯卧位,将上述穴位常规消毒,用三棱针点刺 1～3 下(神阙除外),用小号火罐,用闪火法将罐吸拔于穴位上,留罐 5～10min,至皮肤出现红色瘀血或拔出少量瘀血为止,起罐后擦净皮肤上的血迹。四缝用三棱针点刺后,挤出少量白色黏液或血液。隔日 1 次,10 次为 1 疗程。

留罐法 嘱患儿取仰卧位,选择大小适宜的火罐,神阙、命门拔罐 5～10min,起罐后,用敷脐法:炒神曲、炒麦芽、焦山楂各 15g,炒莱菔子 6g,鸡内金、广木香、川厚朴各 5g,共研细末,每取药末 15g,加淀粉约 1g 拌匀,用白开水调成稠糊状,做成药饼,烘热后贴敷于肚脐上,外以纱布包扎固定。每日 1 次,5 次为 1 疗程。

按语 ①小儿厌食症一般健胃药多不收效或收效较慢,拔罐疗法通过刺激与消化系统功能有关的穴位后,能有效地增进食欲,疗效较为迅速。②引起小儿厌食症的原因很多,在治疗前应明确诊断,排除胃肠道器质性病变以及肠道寄生虫病。

小儿呕吐

周期性呕吐多发生于 10 岁左右的小儿,一般女多于男,发病原因目前尚不清楚。

中医认为小儿呕吐病因,多由于伤食、胃热、胃实、肝气犯胃,惊恐等引起。

治则 和胃止呕。

取穴 中脘、脾俞、胃俞、大椎、神道、肝俞。

操作

留罐法 嘱患儿取俯卧位,选主穴及配穴,选择大小适宜的火罐,吸拔后留罐 10min。翻身后,中脘留罐 10min。每日 1 次,10 次为 1 疗程。

刺络拔罐法 嘱患儿取俯卧位,选主穴及配穴,常规消毒,用三棱针点刺 1 下,选择大小适宜的火罐,吸拔后留罐 10min。翻身后,点刺中脘后留罐 10min。隔日 1 次,10 次为 1 疗程。

小儿腹泻

小儿腹泻是小儿常见的一种消化道疾病。一般多见于 2 岁以下婴幼儿,可分为单纯性和中毒性两种类型。一年四季均可发病,以夏秋季节最多见。临床主要表现为:大便次数增多,大便呈水样或蛋花汤样,或稀糊状,色黄或黄绿,可有少量黏液。1 日 3～5 次,甚至 10 余次,排便稀薄呈黄绿色,带有不消化乳食及黏液。现代医学认为本病与饮食、感染及免疫等因素有关。此外,气候突变及卫生习惯不良等,亦与本病有密切关系。患者有乳食不节,饮食不洁或感受时邪的病史。

中医学认为小儿脾胃薄弱,无论外感邪气,内伤乳食等均可引起脾胃功能失调,多因运化功能失职,不能腐熟水谷,水谷不分,并走大肠,则成腹泻,

四 儿科病症

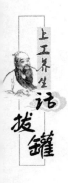

内伤乳食,感受外邪,脾胃虚弱,脾肾阳虚而致脾胃运化失司。

治则 理肠止泻。

取穴 脾俞、胃俞、大肠俞、足三里、天枢、中脘、神阙。

操作

留罐法 患儿俯卧位,选择适当大小的火罐,用闪火罐轻轻吸拔于脾俞、胃俞、大肠俞,留罐 5～10min,至皮肤出现红色瘀血现象起罐。每日或隔日 1 次。或用同样的方法在足三里、天枢、中脘拔罐;用小号玻璃火罐,以闪火法将火罐吸在神阙穴上,留罐约 10min 左右,至火罐内皮肤出现瘀点时即可起罐。每周 3 次,6 次为 1 疗程。

走罐法 嘱患儿取俯卧位,充分暴露背部,在背部膀胱经适量凡士林,用闪火法将罐吸拔于背部,沿背部足太阳膀胱经的脾俞至大肠俞自上而下走罐,以皮肤潮红为度。每日或隔日 1 次,5 次为 1 疗程。

按语 ①拔罐治疗小儿腹泻效果较好,尤其对于惧怕针的患儿更加适宜。方法简便,无毒副作用,容易为患儿接受。②治疗期间应纠正不合理的饮食习惯,掌握哺乳和饮食的时间,给患儿以营养丰富容易消化的食物,不宜过饥或过饱。轻症停喂不易消化食物和脂类食物;重症应暂禁食,但一般不超过 6～8h,多饮水以防脱水。

小儿营养不良

由于饮食供应不足,或摄入的食物不能充分吸收,喂养技术不适当,或长期单用米汤喂养,或由于长期腹泻,使小儿体重逐渐减轻、体内脂肪渐减精神萎靡、腹部胀大、青筋暴露,影响生长发育,即称为营养不良症。多发生于 1～5 岁以下的婴幼儿。由于长期得不到足够蛋白质及热量摄入不足,机体处于"饥饿状态",迫使消耗自身的组织。营养不良分有水肿和无水肿两类:有水肿的主要是蛋白质缺乏,从虚胖到水肿,称为营养不良性水肿;无水肿是总热量及各种营养物质都缺乏。

本病属于中医学"疳证"范畴,认为其发生主要是小儿脏腑娇嫩,脾常不足,乳食喂养不当,或过食肥甘厚味、生冷食物,或不良的卫生习惯、感染寄生虫,或者病久体弱使脾胃的消化吸收功能受损,而致积滞伤脾,使脾胃虚弱、最终气血两虚而发病。

治则 健脾和胃。

取穴 脾俞、胃俞、身柱、膈俞、肝俞。

操作

留罐法 嘱患儿取俯卧位,选主穴及配穴,选择大小适宜的火罐,留罐10min。每日1次,10次为1疗程。

针罐法 嘱患儿取俯卧位,选主穴及配穴,常规消毒后,针刺穴位,取得针感后起针,选择大小适宜的火罐吸拔于穴位上,留罐5min。每日1次,10次为1疗程。

按语 拔罐疗法通过刺激与消化系统功能有关的穴位后,首先能有效地增进食欲,然后营养状况会慢慢改善。

小儿惊厥

惊厥又称惊风,是小儿时期较为常见的中枢神经系统器质性或功能性异常的一个严重症状。主要表现为:全身或局部抽搐痉挛,常伴神志障碍,西医认为本症可因年龄不同而原因各异:婴幼儿期为高热、低血糖、低血钙;学龄前或学龄可因菌痢、乙脑、大叶性肺炎及癫痫等,亦可因代谢性疾病或脑瘤引起。

本病属于中医学儿科四大证之一,认为本病原因较复杂,其病位在于心肝。缘心主惊,肝主风也。多种邪毒,逆传心包,则神明受扰,故神昏而抽搐;多种邪毒,造成热极生风,或水亏木旺、柔不济刚而动风,责之于肝风;其中急惊风为外感时邪、痰热积滞、暴受惊恐。慢惊风与肝肾阴亏,或土虚木旺,或先天胎元受损所致,多见于湿热病后期,久吐久泻或妊娠期受惊。

治则 熄风解痉。

取穴 大椎、心俞、厥阴俞、肝俞、身柱、神道、筋缩。

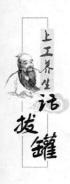

操作

留罐法 嘱患儿取俯卧位,选主穴及配穴,选择大小适宜的火罐,吸拔后留罐 10min。每日 1 次,10 次为 1 疗程。

刺络拔罐法 选主穴及配穴,嘱患儿取俯卧位,常规消毒,用三棱针点刺1 下,选择大小适宜的火罐,吸拔后留罐 10min。隔日 1 次,10 次为 1 疗程。

按语 症状缓解后应进一步查明病因。

小儿汗证

汗证指不正常出汗,在临床中不正常的出汗有时属证,有时属病。在某些病中见出汗者为证:以出汗为主诉,而不属于某种疾病的一个症状者为病。汗证的临床表现是多样的,中医分为两大类:自汗与盗汗。西医则按其部位不同,分为全身性多汗和半侧身多汗。又因其特殊表现,中医还有红汗、黄汗、绝汗、战汗等。西医认为全身性多汗为急慢性感染性疾病、循环功能不全、结缔组织疾病、营养性疾病、药物作用、精神因素或内分泌功能异常所致;半侧身多汗为颅内占位性病变、脊髓病变。局部交感神经受损或病变或偏头痛所致。

中医认为汗为小儿气血未充、腠理不密而津液发泄太过所致,小儿稚阴稚阳之体,阴阳易失调,阳虚者为自汗,阴虚者为盗汗。

治则 调和营卫,益气固表。

取穴 肺俞、脾俞、膈俞、身柱。

操作

留罐法 嘱患儿取俯卧位,选择大小适宜的火罐,吸拔后留罐 10min。每日 1 次,10 次为 1 疗程。

走罐法 嘱患儿取俯卧位,充分暴露背部,在背部膀胱经及督脉上涂适量凡士林,用闪火法将罐吸拔于背部,沿背部足太阳膀胱经的大杼至肾俞,大椎至命门来回走罐,至皮肤颜色变红。隔日 1 次,10 次为 1 疗程。

按语 要注意保暖,避免感冒。

小儿低热

正常小儿的基础体温为 36.9℃～37.5℃。一般当体温超过基础体温 1℃以上时,可认为是发热。其中,低热是指体温波动于 38℃左右,高热是指体温在 39℃以上。连续发热 2 周以上称为长期发热。长期低热是指小儿体温在 37℃～37.4℃之间持续 2 周以上。导致小儿长期低热的疾病很多,概括起来,有因器质性疾病而致,也有因功能失调而致。

中医学对低热的认识,不单指体温超过正常,而且把自觉手足心发热,胸中烦热,也视为低热。认为多因乳食不节,或血气未平或津液耗损,或余热未尽而致低热不退。小儿脾胃不足,稍有不慎极易被积滞损伤,积滞不化还可引起痰湿阻滞,湿热互结,久之而致脾肺气虚,卫表不固,抗病能力减弱,又很容易引起反复感冒而使发热加重。

治则　滋阴清热。

取穴　大椎、膏肓俞、肾俞、膈俞、身柱。

操作

留罐法　嘱患儿取俯卧位,选择大小适宜的火罐,吸拔后留罐 10min。每日 1 次,10 次为 1 疗程。

走罐法　嘱患儿取俯卧位,充分暴露背部,在背部膀胱经及督脉上涂适量凡士林,将罐吸拔于背部,沿背部足太阳膀胱经的肺俞至肾俞,大椎至命门来回走罐,至皮肤颜色变红。隔日治疗 1 次,10 次为 1 疗程。

按语　①饮食宜富有营养易于消化,如鲜鱼、瘦肉、牛奶、豆浆、蛋品等。②忌食油腻、油炸、辛辣之食品,气虚血亏者还忌食生冷及寒凉性食物。

小儿遗尿

小儿遗尿又称夜尿症,俗称"尿床",是指满 3 周岁的儿童在发育和智力正常,排尿功能正常的情况下,在夜间睡梦中不能自行控制而排尿于床上的病症。偶因

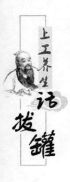
疲劳或临睡饮水过多而遗尿不属病态。小儿遗尿的原因多为排尿功能失调,主要是控制膀胱排尿功能的神经系统,特别是大脑的排尿中枢发育弛缓所致。

中医学认为本病与肾气不足、心肾不交、脾虚气陷、肺气不调而致膀胱失约有关。

治则 补肾固涩。

取穴 腰骶部;关元、中极、百会。心肾不交型加心俞、大陵;脾虚气陷型加脾俞、阴陵泉;肺气不调型加肺俞、尺泽。

操作

走罐法 患儿取俯卧位,充分暴露腰骶部,在腰骶部涂适量的凡士林,选择大小适宜的火罐,用闪火法将罐吸拔于腰骶部,然后在腰骶部,沿着膀胱经和督脉循行线轻轻地来回走罐,至皮肤出现红色瘀血为止,起罐后擦净皮肤上的凡士林。每周1次,4次为1疗程。

留罐法 患儿取仰卧位,单纯拔罐或针刺拔罐(百会只针灸,不拔罐),留罐5~15min。起罐后加温灸5~20min。每日1次,5次为1疗程。

按语 ①拔罐疗法治疗小儿遗尿症效果较好,在治疗初期,每晚睡前宜少喝水,家长要定时叫醒患儿起床排尿,以提高疗效。但对某些器质性病变引起的遗尿症,应及时治疗原发病症。②治疗期间应嘱家属密切配合,不应打骂儿童,避免精神刺激。对患儿应加强训练,定时唤醒排尿,更应纠正贪玩、过度疲劳、睡眠不足、傍晚饮水过多等诱因。

五、皮肤科病症

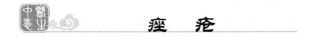

痤 疮

痤疮是一种常见于青春发育期的毛囊、皮脂腺的慢性炎症,好发于颜面、胸背部,可形成黑头、白头粉刺以及丘疹、脓疱、结节等损害。在青春期男女中发病率极高,其中又以女性为多,青春期过后,大多自然消退。局部皮肤表面出现疙瘩,形如粟米、分散,与毛孔一致的小丘疹,或黑头丘疹,挤之有米粒样的白色粉汁。现代医学认为,本病多由青春期雄性激素分泌增加,致使皮脂腺代谢旺盛,皮脂排泄过多,堵塞毛囊口,同时细菌等侵袭形成炎症。

中医学认为本病多因肺经血热,熏蒸颜面;或恣食肥甘厚味,脾胃积热,复感风毒之邪,血热郁滞肌肤而成;也可因化妆品刺激而引起。肺经风热型,证见面、前胸、后背多形性皮损,伴口渴、瘙痒、大便干燥等;脾胃积热型,证见皮损色红,形成脓疱或结节,瘙痒或伴疼痛,口渴思饮,多食,口臭等。

治则 凉血解毒。

取穴 大椎、至阳、肺俞、膈俞。发于前胸的,加脾俞、委中、大肠俞;发于肩背或各部均有者,前面配穴均取。

操作 一般采用刺络拔罐法。

方法1 嘱患者取俯卧位,穴位常规消毒,用三棱针点刺,出血少许。随后用闪火罐法拔罐10～15min。每日或隔日1次,10次为1疗程。

方法2 寻取第1～12胸椎两侧至肩胛骨内侧范围内反应点(类似丘疹,稍突起于皮肤表面,针帽大小,呈灰白色或棕褐色、暗红色、浅红色,且压之不褪色的)。用左手拇指与示指固定施术部位两侧,用三棱针点刺后再拔罐5min。起罐后,用酒精棉球覆盖伤口,胶布固定。每次取1～2个反应点,每周2次。一般7～8次即愈。

方法3 取大椎、至阳、膈俞。肺经风热者,配肺俞、风门;脾胃积热者,配大肠俞。穴位常规消毒,用三棱针点刺,出血少许。随后用闪火罐法拔罐10～15min。每日或隔日1次,10次为1疗程。

按语 ①拔罐疗法治疗能使皮疹、脓疱、结节逐渐缩小,能限制新皮疹产生,但对合并螨虫感染者难以取得良效。②故在治疗期间,要注意休息,用冷水或温水洗脸,保持面部清洁,减少堵塞毛孔。③忌食过多油腻、糖类和辛辣的食物,戒烟酒。

黄褐斑

面部黄褐斑是皮肤科常见病之一,是全身疾病的局部表现。其病因与妊娠、月经不调、痛经、重症失眠、慢性肝胆病及日晒有一定关系。中青年女性

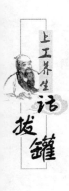

多见,儿童和男性青年亦有之,尤以妊娠期女性(妊娠斑)为多。西医认为是因植物神经功能紊乱,内分泌失调造成的色素障碍性皮肤病。临床表现为颜面凸起部位出现形状、大小不一的黄色褐斑,颜色深浅不一,多呈对称性,无自觉症状。邻近者倾向融合,尤以两额、鼻、唇及颏等处多见。

中医学认为本病多因肝气郁结,气血不畅致血瘀颜面,或脾胃虚弱,气血不足不能润泽,或肾气不足,肾水不能上承颜面所致。亦可因邪毒壅滞肌肤,经脉失畅;或饮食不洁,虫积内生,以致虫毒气滞,郁于颜面肌肤所致。

治则 疏肝养血。

取穴 大椎、至阳、肺俞;背部督脉自大椎至腰阳关穴,肺俞、肝俞、膈俞。

操作

刺络拔罐法 患者取俯卧位,暴露背部,穴位常规消毒,用梅花针叩刺,以出血为度,用闪罐法拔罐,出血适量,留罐10min,起罐后将皮肤上的血迹擦净。

走罐法 患者取俯卧位,先在背部治疗部位擦适量按摩乳,用闪火法使火罐中等力量吸附在皮肤上,先从大椎穴开始沿脊柱自上而下往返数次,然后再施术于两旁的膀胱经背俞穴,其中心俞、膈俞、肝俞、肾俞穴为重点,以皮肤紫红为度。隔日1次,7次为1疗程。有瘀血征象者,可配合三棱针点刺膈俞、肝俞穴以祛瘀通络。

按语 ①本病应注意日常护理,即调理饮食,多补充维生素E、维生素C。②忌辛辣,避免日光曝晒,忌滥用化妆品以及外搽刺激性药物。

荨麻疹

荨麻疹是指由食物(如鱼、虾等)、药物等刺激所引起的一种较为常见的皮肤黏膜过敏性疾病。皮肤黏膜小血管扩张,血浆渗出形成局部水肿。临床主要表现为:皮肤骤然出现成块成片的风团,瘙痒异常,搔之疹块凸起,以肱骨内侧较多。风团持续数分钟至数小时,可自行消退,不留痕迹。如发于咽喉,可见呼吸困难,发于胃肠兼有恶心、呕吐、腹痛、腹泻等症状。慢性可反复发作,日久不愈。常先有皮肤瘙痒,随即出现红色或白色风团,大小形状不一,部位不定。根据临床诊断要点分为寻常荨麻疹、皮肤划痕症、寒冷性荨麻疹、日光性荨麻疹等。

中医学认为本病多因内有蕴热伏湿蕴结;或血虚复感风寒湿热外邪侵袭,客于肌肤所致。

治则 祛风止痒。

取穴 神阙、大椎。疹发上肢取曲池;疹发下肢取血海;顽固者取肺俞、脾俞;疹发背部取膈俞、风门。

操作

刺络拔罐法 神阙闪罐,连拔 3 次,或留罐 5min。然后大椎用三棱针点刺出血后拔罐,留罐 15min。隔日 1 次,5 次为 1 疗程。

水罐法 选取肺俞、大肠俞、中府、曲池。用水煎液(麻黄、赤芍各 15g,连翘 20g,薄荷 10g)注入罐中拔以上穴位,留罐 10～20min。隔日 1 次,10 次为 1 疗程。

留罐法 用闪火法,将罐吸附于大椎、风门、肝俞、曲池、合谷、血海、太冲,留罐 10min。每日 1 次,10 次为 1 疗程。

走罐法 沿足太阳膀胱经的大杼至膀胱俞、督脉的大椎至腰俞,自上而下走罐,至皮肤出现红色瘀血为止。隔日 1 次,10 次为 1 疗程。

按语 ①急慢性者均适宜拔罐治疗,经激素和抗过敏药物治疗无效的,拔罐也可获效。②急性者一般经 1～8 次治疗可愈,慢性者多需 10 次左右治疗可愈。③多食新鲜蔬菜,饮食清淡忌食辛辣刺激之物。

带状疱疹

带状疱疹是由病毒引起的急性炎症性皮肤病,多发于肋间、胸背、面部和腰部。现代医学认为本病是由于病原体水痘-带状疱疹病毒,长期潜伏于机体内,在机体抵抗力低下时,诱发本病。多在春季发病。临床主要表现为:初起患部有束带状痛,局部皮肤潮红,伴有轻度发热、乏力、食欲不振等全身症状。皮疹呈簇集状水疱,如绿豆或黄豆样大小,中间夹以血疱或脓疱,排列如带状,多为单侧发病。

中医学多根据发病部位而命名,发于腰部的称缠腰火丹或蛇串疮;发于头面或其他部位的称蛇丹或火丹。本病好发于腰胁、胸部和头面部。以春秋

五 皮肤科病症

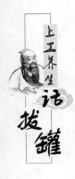

季节发病较多。多因肝胆风热,或湿热内蕴,客于肌肤所致。一般干者色红,多属肝胆风热;湿者色黄,多属肝脾湿热。

治则 清热解毒。

取穴 病灶局部。

操作

刺络拔罐法 先用75%的酒精对患部常规消毒,然后用三棱针在皮损区外缘向中心快速散刺,使之微见出血。后用透明玻璃罐拔吸散刺部位5~10min,取下火罐,用干棉球擦净患部血迹。每日1次或隔日1次,7次为1个疗程。留罐期间如出现水泡,不要紧张,在破溃的地方涂上龙胆紫药水。每日1次,直至痊愈。

留罐法 充分暴露患病区域,选好合适的体位。用闪火法先在皮肤破损两端拔罐,然后沿着带状分布将火罐依次拔在疱疹集聚处。火罐要求拔紧,松弛不紧者重新吸拔。留罐15min,一般每日1次,直至痊愈。

按语 治疗本病,火罐吸拔力越强,作用就越强,疗效也越好,病灶两端一定要拔罐,这样可以防止皮疹漫延,有利于控制病情发展。

湿 疹

湿疹是一种临床常见多发的过敏性炎症性皮肤病。临床上一般分为急性湿疹(包括急性、亚急性和慢性湿疹急性发作)和慢性湿疹两大类,且二者又多相互转化。临床主要表现为:周身或胸背、腰腹四肢、阴囊、肛门处出现红色疙瘩,或皮肤潮红而有集簇或散发性粟米大小之红色丘疹,或丘疹水泡,瘙痒,或皮损溃烂,渗出液较多,常伴有便干溺赤、口渴、心烦等症。急性期可出现潮红、丘疹、水疱、脓疱、渗出、结痂;慢性期出现鳞屑、苔藓等损害,慢性湿疹多经常反复发作,缠绵不愈,且多出现鳞屑、苔藓化等损害,皮损处有融合及渗出液的倾向,常对称分布,有复发倾向。

中医学认为本病多因饮食伤脾,外受湿热之邪;或脾虚失运,素体蕴湿,郁久化热,湿热壅遏,而成湿热相搏,或夹风邪、厉风、湿热客于肌肤所致。慢性湿疹多由急性湿疹失治迁延转化而成,或因血虚、风骤、脾湿所致。

| 治则 | 祛湿解毒。 |

| 取穴 | 大椎、肺俞、委阳、血海、曲池、三阴交、病灶局部。 |

| 操作 |

刺络拔罐法 患者取俯卧位,暴露后背及双腿腘窝处。局部常规消毒后,先用三棱针点刺各穴及病灶局部,然后拔罐,留罐 10～15min 后起罐。隔日 1 次,3 次为 1 疗程。或在病变局部进行常规消毒,用 1 寸毫针或三棱针迅速点刺丘疹、水疱以及苔藓样病变局部,然后立即拔上火罐,以吸出少量血液和渗液为佳。上述穴位行毫针针刺,刺激强度中等即可。

针罐法 嘱患者取合适体位,常规消毒后,针刺穴位,取得针感后起针,选择大小适宜的火罐吸拔于穴位上,留罐 5min。每日 1 次,10 次为 1 疗程。

| 按语 | ①在治疗期间,病灶不宜用热水烫洗和肥皂洗刷,亦不宜吃辛辣、酒等刺激之品,忌烟。②对糖尿病、血液病引起的皮肤瘙痒症,本法无效。 |

玫瑰糠疹

玫瑰糠疹是一种比较轻度的浅在性的急性红斑鳞屑性皮肤炎症,病因尚未完全明了,有人认为是病毒感染,也有人认为是神经功能障碍所致。患者大多为青壮年,春秋两季发病较多;多发于躯干以及四肢近心端,呈对称性分布;病变开始为淡红色色斑,数日后直径扩大至 3～4cm,中心炎症消退,呈淡褐色,即原发斑或母斑。此后短期内发生大小不等的同样皮疹,圆形或椭圆形,直径 1cm,皮疹的长度和皮肤纹理一致,其痒感程度轻重不等;病程有自限性,一般 4～6 周即可自愈,愈后皮肤不留痕迹,一般不再复发。

中医学认为本病多因风热之邪外袭肌肤,血虚生风生燥,皮肤失养而成。

| 治则 | 祛风除湿。 |

| 取穴 | 大椎、身柱、风门、肝俞。上肢肩背加肩髃、曲池;腰以下加肾俞,臀部以下加血海、委中。 |

| 操作 |

刺络拔罐法 在主穴进行三棱针点刺,然后用闪火法拔罐,留罐 15～

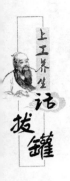

20min，以局部紫红并出血0.5~1mL为度，同时可以在耳尖点刺放血，待皮疹大部消退仅留少部分皮疹时，可以在局部围刺并加拔火罐。每日1次，10次为1疗程。

按语 治疗期间忌食辛辣油腻鱼腥，操作轻快准确，出血量不可过多或过少。

银屑病

银屑病是在皮疹上反复出现多层银白色干燥的鳞屑，搔之脱屑的一种慢性复发性皮肤病。俗称"牛皮癣"。本病好发于颈项部、肘弯、腘弯、上眼睑、会阴及大腿内侧，但十之八九在项部，无论男女老幼皆可发病。局部皮肤（皮损区）始如扁平丘疹，干燥而结实，皮色正常或灰褐色，久之丘疹融合成片，逐渐增大、增厚，状如牛皮，厚而且坚，附有多层银白色鳞屑，有阵发性奇痒，搔之不知痛楚；或皮损潮红、糜烂；脉濡数或濡细，苔薄或黄腻。

中医学认为本病多因风、湿、热之邪蕴阻肌肤，或营血不足、血虚生风生燥，皮肤失养而成。情绪波动时，瘙痒加剧，且易复发，根治颇难。

治则 活血祛风。

取穴 大椎、陶道、肩髃、肺俞、曲池、血海、三阴交。

操作

针罐法 皮肤常规消毒，在选定的穴位上点刺，刺后即用闪火法加拔火罐，点刺宜轻、浅且快，以拔出适量血液，留罐10~15min，每日或隔日1次。在治疗初期不必加配穴，皮损由下而上亦不加配穴，经治后皮损在某一部位大部分消退，仅残留少数皮损时，可沿皮损周围和中间进行雀啄样点刺，然后加拔火罐。

刺络拔罐法 选大椎、肺俞、膈俞、脾俞，常规消毒后用三棱针点刺，进行拔罐，留罐5~10min，每个穴位出血1~2mL。每次选5穴，每日1次，交替选用，15次为1疗程。每个疗程间休息1周。

按语 在治疗和治愈后一段时间内，应忌辛辣、鱼腥、鸡、鸭、酒等发物。

白癜风

白癜风是一种后天性的局限性皮肤色素脱失病,病损为大小不等的局限性脱色斑,边缘清楚,周边与正常皮肤交界处的皮色较深,数目单发或多发,可以相互融合汇成大片,患处毛发可以变白,无任何自感症状,日晒后损害局部有灼痒感。各个年龄均可发病,但是青年多见,经过缓慢,可以长期无变化,也可以呈间断性发展。全身各部位均可发生,可散在也可局限于一处,亦可单侧发生,有时还呈阶段性或带状分布。

中医学认为本病多由腠理不固,为风邪侵袭,或因体质因素,不耐鱼虾等食物,胃肠积热郁于肌肤而成,一般可分为外感风热型和胃肠积热型。

治则 养血祛风。

取穴 局部皮损处、足三里、三阴交、孔最。

操作

刺络拔罐法 选取病损局部进行刺络拔罐法,使用三棱针在皮损中心进行点刺,呈梅花状,然后用闪火法拔罐,留罐 15～20min,每周 1～2 次即可。

药罐法 川芎、木香、荆芥各 10 克,丹参、白蒺藜、当归、赤芍、丹皮各 15 克,鸡血藤 20 克,灵磁石 30 克,投入适量的 95％酒精中浸泡 10 日,去渣去汁 200mL,贮于玻璃罐中密闭储存,待用时,以脱脂棉球浸如药液中,然后将之贴于罐的内壁上,用火点燃后,立即罩在上述穴位上(单侧即可),每次 10～20min,每日 1 次,每侧穴位连续拔罐 10 次,再选用另一侧的穴位,交替进行拔罐治疗。20 次为 1 疗程,疗程间休息 1 周。

按语 通过治疗观察,病程短者,一般治疗的疗程短,治愈率高,局限性和散发性的患者疗效较好,暴露部位效果好。

神经性皮炎

神经性皮炎是一种慢性皮肤瘙痒性皮肤神经官能症,是一种慢性炎性皮

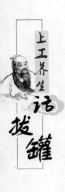

肤病。好发于头、眼睑、颈、背、肩、前臂外侧、腰和阴部,常为对称性分布。多见于成年人。剧烈瘙痒伴皮肤苔藓化。现代医学认为本病可能与神经功能紊乱、精神紧张、个体素质有关,常因劳累过度、衣领摩擦、饮酒及进食辛辣等刺激性食物,以及难以承受的瘙痒而致的搔抓诱发本病,致使病情加重。临床主要表现为:局部阵发性皮肤瘙痒,皮肤增厚,皮沟加深,呈多角性丘疹,或苔藓样变,遇情绪波动时瘙痒加重,迁延难愈。

中医学认为本病多因湿热毒,蕴于肌肤,阻滞经络,日久生风化燥,肌肤失养所致。

治则 祛风止痒。

取穴 大椎、风门、肺俞及皮损局部。风热夹瘀加血海;血虚风燥加脾俞、膈俞、风池、曲池。

操作

刺络拔罐法 用梅花针在病灶局部(皮损局部)由外向内重叩法逐圈叩打,直至局部发红,出现散在出血点,再拔罐,留罐 10～15min,起罐后擦净皮肤上的血迹。隔日 1 次。

按语 ①精神因素及疲劳对本病的影响很大,常使症状加重,因此患者应保持心情舒畅,注意休息。②皮损处应尽量避免日晒、搔抓、摩擦、肥皂等酸碱物的刺激,忌烟酒、鱼腥及辛辣刺激性食物。③本病常反复发作,迁延难愈,因此需要长期坚持治疗,以巩固疗效。

瘙痒症

瘙痒症是指临床上无原发性皮肤损害而以瘙痒为主的皮肤病。本病与某些慢性病、代谢障碍、精神神经因素及气候有关。易在人睡前、精神紧张时发生。临床表现为:皮肤阵发性瘙痒,夜间为甚,每次持续数分钟或数小时。痒处可一处或多处,甚至遍及全身,搔之不休。皮肤可见抓痕,并可伴疼痛、皲裂、潮红、血痂,甚至皮肤增厚呈色素沉着、湿疹化或苔藓样变等。

中医学认为本病多由腠理不固,为风邪侵袭,或因体质因素,不耐鱼虾等食物,胃肠积热郁于肌肤而成,一般可分为外感风热型和胃肠积热型。

祛风止痒。

治则 祛风止痒。

取穴 大椎、风门、膈俞、曲池、血海。

操作

留罐法 用投火法或闪火法,将罐吸附于大椎、风门、膈俞、曲池、血海,留罐 15min,每日 1 次,10 次为 1 疗程。

刺络拔罐法 先对大椎、肺俞、膈俞、血海进行常规消毒,之后用三棱针在各穴点刺 2~3 下,再用闪火法将罐吸拔于点刺部位,以溢出少量血液为度。隔日 1 次,10 次为 1 疗程。

按语 患者平素多食新鲜蔬菜,忌食辛辣刺激食物。

六、五官科病症

口　疮

口疮,即复发性口腔溃疡、口腔炎,是指口腔黏膜反复发作的大小不等的圆形或椭圆性溃疡,是临床常见多发病。伴有局部烧灼疼痛。诱发因素与消化系统疾病、胃肠功能紊乱、情绪波动、疲劳、休息差、内分泌紊乱等有关。临床表现为:唇、颊、齿龈、舌面等处黏膜出现黄豆大或豌豆大小、圆形或椭圆形的黄白色溃疡点,中央凹陷,周边潮红,一般有 2~3 个,大小不等。溃疡好发于唇内侧、舌尖、舌缘、舌腹、颊部等部位,具有周期性反复发作的特点,其发病率女性略高于男性。

中医学认为本病多因脾胃积热,胃火熏蒸于口,或肾水不足,虚火上炎所致。一般分虚证和实证两类。兼有发热、口渴、口臭者为急性实证;而慢性虚证则此起彼伏,缠绵不愈,口不渴饮,不发热。实证多因过食辛辣厚味或嗜饮醇酒,以致心脾积热,复感风、火、燥邪,热郁化火,循经上行,客于口腔而发;或因口腔不洁,或损伤,毒邪趁机侵袭,使口腔黏膜腐败而致病。虚证多因素体阴虚,加上病后或劳累过度;亏耗真阴,伤及心肾,虚火上炎于口腔而发病;

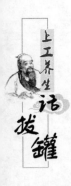

或由急性失治,转化而成;或阳虚,津液停滞,寒湿困于口腔而致。

治则 泻火解毒。

取穴 督脉经大椎、身柱、灵台及膀胱经第1内侧线。口角疮加地仓、颊车,针用泻法;舌生疮加少冲、少泽刺血;牙龈疮加厉兑、内庭刺血。

操作

走罐法 患者俯卧位或俯伏坐位,充分暴露背部,在背部涂适量凡士林,选择大小适宜的火罐,用闪罐法将罐吸拔于背部,然后轻轻地沿着督脉及两侧膀胱经循行线走罐,至局部皮肤出现红色瘀血为止,起罐后擦净皮肤上的凡士林。起罐后于大椎、身柱、灵台、心俞等穴位上闪罐5～6次。或在闪罐区选2～3点明显痧点施行挑痧法。每周2～3次,6次为1疗程。

刺络拔罐法 患者取俯卧位,常规消毒,用三棱针点刺大椎、身柱、灵台、肝俞,选择大小适宜的火罐,吸拔后留罐10min。隔日1次,10次为1疗程。

按语 ①平时要节制饮食,少食辛辣厚味及醇酒肥甘之品。②调情志、使心情舒畅,保证充足睡眠,锻炼身体,增强体质。

牙 痛

牙痛是指多种牙齿疾病和牙周疾病的常见症状之一,是临床常见多发病。无论是牙龈,牙周和牙质的疾病都可以引起牙痛。现代医学认为,牙痛多由牙齿本身、牙周组织及牙周脓肿、冠周炎、急性化脓性上颌窦炎等引起。此外,神经系统疾病如三叉神经痛常以牙痛为主诉。主要症状表现为牙齿疼痛、咀嚼困难、遇冷热酸甜疼痛加重。

中医学认为本病多因风热邪毒留滞脉络,或肾火循经上扰,或肾阴不足,虚火上扰而致。风火、胃火、肝火、虚火、龋齿或过敏均可导致牙痛。亦有过食甘酸之物,口齿不洁,垢秽蚀齿而牙痛。风火牙痛,证见牙痛甚而龈肿,兼身热、口渴等;胃火牙痛,证见牙痛甚剧、牙龈红肿、颊腮焮热、兼口臭、口渴、便秘等;肾虚牙痛,证见牙痛隐隐、时作时止,午后痛甚,牙龈萎缩,甚则牙齿松动,兼腰膝酸软。牙痛甚、牙龈红肿,多属实火;微痛微肿,多属虚火;遇冷、热、酸、甜等物牙痛,多属龋齿或过敏性牙痛。

治则 祛风止痛。

取穴 患侧下关、颊车、合谷；背部膀胱经内侧线附近（第 7 颈椎以下与第 5 胸椎之上范围内），粉红色压痛点。风火牙痛取液门；胃火牙痛取内庭；肾虚牙痛取太溪。

操作

留罐法 患者取坐位，下关、颊车常规消毒后拔罐，留罐 15min。每日 1 次，5 次为 1 疗程。

刺络拔罐法 背部每次取 2～4 个压痛点，用刺络拔罐法，在痛点中心用三棱针点刺放血，再拔罐，留罐 5～10min。每日 1 次，5 次为 1 疗程。

按语 ①采用药物治疗效果不佳，反复用拔罐疗法治疗效果显著；但对很多类型的牙痛，仅起暂时止痛作用，根治仍需进行口腔科治疗。②平时要讲究口腔卫生，早晚刷牙，饭后漱口，睡前不吃甜食，少食辛辣。

咽 炎

慢性咽喉炎症是咽部黏膜、黏膜下及淋巴组织的弥漫性炎症。临床主要表现为：咽喉部憋胀微痛、干燥灼热、咽部分泌物增多、有异物感等为主症。或时痛时止，伴吞咽不适，反复发作，经久不愈。

中医学认为本病主要是急性咽炎病后余邪未清；或肺肾阴虚，虚火上炎，灼伤津液，咽失濡养所致。

治则 滋阴利咽。

取穴 咽部局部（天突）皮部为主、根据辨证配以手太阴、手阳明或足少阴经皮部。阴虚火旺型取大椎、肾俞、照海；肺胃热盛型取下巨虚、肺俞、胃俞。

操作

刺络拔罐法 颈部咽喉所在（天突）部位常规消毒，用梅花针叩刺，拔罐，出适量血液。根据辨证选取相应的穴位，常规消毒后，用梅花针叩刺后，拔罐，出适量血液，起罐后擦净皮肤上的血迹。留罐 10min，每日 1 次，10 次为 1 疗程。

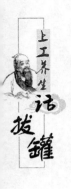

留罐法　用闪火法拔罐,留罐 15min,再用三棱针点刺少商、尺泽、商阳出血。隔日 1 次。

按语　忌吃辛辣厚味食品,忌高声讲话。

鼻　炎

　　鼻炎是鼻腔黏膜和黏膜下层的慢性炎症,包括的种类很多,简单介绍一下慢性单纯性鼻炎和过敏性鼻炎。慢性单纯性鼻炎,临床表现主要为:间歇性、交替性或持续性鼻塞流涕,两鼻孔交替性窒塞是慢性鼻炎的诊断要点,本病遇寒冷、头面部受热时或鼻孔受到某些气体刺激后容易发作,冬春季节加重;过敏性鼻炎又名变态反应性鼻炎,是人体对某些过敏原敏感性增高而导致的疾病,晨起和温度变化或接触粉尘时明显,主要表现为:鼻痒、喷嚏频频、流清鼻涕、鼻塞等症状,往往伴有过敏性结膜炎的症状如眼痒、流泪等。

　　中医学认为本病主要由于肺气虚,卫气不固,腠理疏松,风寒乘虚而入,犯及鼻窍。邪正相搏多因肺虚气弱、寒邪侵袭所致。可辨证分为:肺气虚型,伴见恶风、面白,气短声低;肺脾两虚型,伴倦怠,舌淡齿痕等;肺肾两虚型,伴见腰膝酸软,夜尿多,脉沉细。

治则　祛风通窍。

取穴　迎香、上星、印堂、脾俞、肾俞、中脘、神阙。急性期加大椎、肺俞、夹脊,刺络拔罐,以出血为度;慢性鼻炎加中脘、肺俞、膈俞、足三里,采用针罐法;过敏性鼻炎加脾俞、肾俞、中脘,采用单纯拔罐或针罐法。

操作

针罐法　患者取坐位,常规消毒后,针刺迎香、上星、印堂等穴后,采用单纯拔罐或针罐法。每日 1 次,10 次为 1 疗程。或发作期先针刺主穴,待得气后留针,再用闪火法将罐吸附于肺俞、脾俞和足三里穴位上;在缓解期时,取双侧风门、肺俞、足三里、脾俞,用闪火法将罐吸附于穴位上。

刺络拔罐法　根据辨证,选取相应的穴位,用梅花针叩刺或三棱针点刺后拔罐,留罐 15min。隔日 1 次,6 次为 1 疗程。

留罐法　对于过敏性鼻炎还可以单取神阙穴,用闪火法拔罐,留罐 5min

后起罐为1回,连续3回为1次治疗。每日1次,待病情缓解后,可以改成隔日1次,10次为1疗程。

按语 ①本病要坚持治疗,平素要加强身体锻炼,提高抵抗力,避免感冒,少吃辛辣厚味食品。②拔罐治疗该病,疗效的产生是缓慢的。对病情重者,仍需配合使用黏膜血管收缩剂以解除鼻塞。

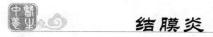

结膜炎

急性结膜炎俗称"红眼病",是由细菌或病毒感染引起的急性传染性眼病。常见的致病菌有肺炎双球菌、葡萄球菌及结膜杆菌等,可通过各种接触途径,如手、手帕、公共用具等传播。临床主要表现为:患者眼红、磨痛、畏光、流泪、分泌物多、睁不开眼,急性伴有发热、流涕、咽痛等全身症状。可一眼发病,也可两眼齐发。多发生在夏秋两季,儿童较成人为多。急性结膜炎失于治疗,可转为慢性结膜炎,表现为:球结膜充血明显,分泌物增多,结膜变肥厚,表面呈丝绒状,经常有发痒、灼热、异物感。

中医学认为本病多因风热邪毒上攻于目,经脉闭阻,气滞血壅;或感受天行时令之疫气所致。如伴头痛、发热、脉浮数等为风热;如伴口苦、烦热、便秘、脉弦等为肝胆火盛。

治则 疏风清热。

取穴 急性结膜炎取大椎、耳尖、太阳、印堂、攒竹(印堂与攒竹交替应用)。慢性结膜炎取大椎、心俞、肝俞、身柱。

操作

刺络拔罐法 患者取坐位,将所取穴位常规消毒,每穴用三棱针点刺或用梅花针叩刺至微出血,选择大小适宜的火罐立即拔于所刺穴位上,留罐10~15min,拔出适量血液或皮肤出现紫红色瘀血为度,起罐后擦净皮肤上的血迹。用手揉捏耳廓至发红充血,将耳尖进行消毒,用三棱针点刺耳尖1~2下,挤出数滴血液。每日1次,3次为1疗程,症状明显缓解后改为隔日1次。或在大椎及肩胛内侧区的反应点用三棱针点刺或用梅花针叩刺至微出血,选择大小适宜的火罐立即拔于所刺穴位上,留罐10~15min,拔出适量血液或皮

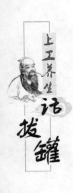

肤出现紫红色瘀血为度,起罐后擦净皮肤上的血迹。急性者每日 1 次,3 次为 1 疗程。症状明显缓解后改为隔日 1 次;慢性者每日或隔日 1 次,10 次为 1 疗程。

按语 ①本病具有传染性、流行性,患者用过的器具要严格效毒,防止交互感染。②饮食宜清淡,忌辛辣、发物等,多饮水,注意休息。③拔罐刺血疗法治疗本病疗效显著,尤其对于缓解羞明、流泪、异物感、眼痛等症状效果较好。

溢泪症

溢泪症是指由于睑缘位置异常、泪道系统阻塞或排泄功能不全所引起的、不由自主的经常有眼泪流出的眼病。临床主要表现为:患者迎风流泪或不自主流泪,迎风尤甚。眼睛不红不肿,一遇风吹,眼泪直流。泪水轻稀不黏稠,入冬流泪加重,年老患者较多。冲洗泪道时,泪道通畅或狭窄。

本病属于中医学"冷眼症"、"迎风流泪"等病证范畴。多因肝肾阴虚,肾气不纳,外受冷风刺激所引起。

治则 疏通泪道。

取穴 患侧太阳穴。

操作

针罐法 患者取坐位,将患侧太阳穴常规消毒,采用毫针直刺太阳穴约 1 寸,留针 20～30min。起针后即刻拔罐,留罐 15～20min,至皮肤出现红色瘀血为度。

刺络拔罐法 局部消毒后,用三棱针点刺,以闪火法拔罐,拔出 1mL～2mL 血液为宜。眼周进行透刺针法,即攒竹透睛明、四白透睛明。

按语 ①拔罐疗法治疗溢泪症效果较好,尤其对于迎风流泪而泪道通畅者效果显著。一般治疗 1～3 次即可好转或治愈。②本法对于泪道阻塞所致的流泪症也有一定效果,应与眼科治疗结合,综合治疗。

麦粒肿

麦粒肿俗称"针眼"，是指眼睑部的皮脂腺受到感染而引起的一种急性化脓性炎症。

中医学认为本病多由于脾胃蕴热或心火上炎，又复感风热，积热与外风相搏，气血瘀阻，火热结聚，以致眼睑红肿化脓。

治则 清热解毒。

取穴 大椎、太阳。

操作

刺络拔罐法 取大椎并在肩胛内侧区寻找阳性反应点，用三棱针点刺或用梅花针叩刺至微出血，选择大小适宜的火罐立即拔于所刺穴位上，留罐10～15min，拔出适量血液或皮肤出现紫红色瘀血为度，起罐后擦净皮肤上的血迹。每日1次，3次为1疗程，症状明显缓解后改为隔日1次。

走罐法 取俯卧位，在背部第1～12胸椎节段的督脉及膀胱经分布区域内走罐，并于脾俞、胃俞附近着重推罐，将脾俞、胃俞处出现的瘀点点刺出血，再留罐10min，令瘀血出净。隔日1次，3次为1疗程。

按语 饮食宜清淡，忌辛辣、发物等，多饮水，注意休息。

白内障

白内障是指由多种原因引起的晶状体浑浊，是最常见的老年性眼病，临床上均有自觉视物模糊并且逐渐加重的症状，眼睛容易疲劳，并可出现随眼球运动而移动的黑影，经过散瞳后裂隙灯检查即可确诊，拔罐疗法对早期患者有效。

中医学认为老年肝肾亏虚，肝开窍于目，精血不能上荣而发病。

治则 明目蜕翳。

取穴 大椎、天柱、翳明、肝俞、肾俞。

操作

针罐法 患者取俯卧位,将上穴常规消毒,采用毫针直刺约 1 寸深,捻转取得针感后起针,即刻拔罐,留罐 10～15min,至皮肤出现红色瘀血为度。每日 1 次,10 次为 1 疗程。

刺络拔罐法 患者取俯卧位,局部消毒后,用三棱针点刺各穴,以闪火法拔罐,留罐 10min 左右,隔日 1 次,10 次为 1 疗程。

按语 本病为糖尿病的常见并发症之一,应注意检查血糖,治疗时注意严格消毒。

耳鸣、耳聋

耳鸣、耳聋都是听觉异常的症状。耳鸣是以耳内鸣响为主证;耳聋是以听力减退或听觉丧失为主证。因两者在临床上常同时并见,而且病因及治疗方法大致相同,故合并论述。

中医认为,本病多因暴怒、惊恐、肝胆风火上逆,以致少阳之气闭阻不通所致;或因外感风邪侵袭,壅遏清窍;或因肾气虚弱,精气不能上达于耳而成。

治则 开窍聪耳。

取穴 听宫、耳门、翳风、外关、肝俞。肝胆火盛者加行间、太冲、足临泣;外感风热者加大椎、合谷;肾虚者加肾俞、命门、太溪。

操作

针罐法 患者伏卧位,将穴位进行常规消毒,用毫针刺后立即将火罐吸拔于所点刺的穴位上,留罐 10～15min,至皮肤出现红色瘀血或出血适量,起罐后擦净皮肤上的血迹。在耳门、听宫附近找暴涨的血络,用三棱针点刺出血。隔日 1 次,10 次为 1 疗程。

按语 耳聋、耳鸣是临床上较为顽固的一种疾病,病因很多,拔罐疗法对于神经性耳鸣效果较好,但容易复发,需要坚持治疗,患者应注意休息,避免过度劳累和精神刺激。

194

附：保健拔罐法

 ## 背部保健罐法

颈项脊背，为手足阳经循行经过之处，特别是足太阳膀胱经分布、督脉贯脊的地方。五脏六腑的背俞穴都在背部，督脉总督一身阳气，在背部进行走罐可以起到调整五脏六腑之气以及振奋阳气，起到调整脏腑功能，增强机体抵抗力、预防感冒、防治腰背痛的作用。

治则 温阳通督，平衡脏腑。

取穴 督脉的大椎至腰阳关、足太阳膀胱经的大杼至膀胱俞。

操作 患者取俯卧位，头偏向一侧，左右臂自然置于躯干两边、背部涂少量润滑剂，一般选用大口径玻璃火罐，用闪火法快速将火罐叩在一侧大杼穴处，使之吸住皮肤（吸附的力量越大越好）。然后双手握住罐体，沿背部两侧的膀胱经循行部位，自上而下将火罐缓慢推至大肠俞处，再自下而上将火罐缓慢拉回大杼穴处，反复数次，至皮肤潮红或起痧为度。接常规起罐，接上法在另一侧重复操作。最后再沿督脉走罐，从大椎开始至腰阳关，操作同前。起罐后擦净皮肤上的残留润滑剂即可，每月 1 次。

按语 沿督脉走罐时要注意患者的体型。肥胖者正常走罐；偏瘦者拔罐力量不宜过大，走罐时候用手将罐体向行进的前上方轻提，以患者感觉不到脊柱棘突处疼痛为度；过于瘦弱、棘突明显突起者不采用督脉走罐法。

 ## 腹部保健罐法

腹部为消化系统及泌尿生殖系统的主要所在，经常拔罐不仅可以促进胃肠蠕动，维持消化系统功能正常，起到减肥瘦身的作用，还可以预防和调理阳痿、小便不利和月经失调等病变。中脘是胃之募穴，胃与脾相表里，有水谷之海之称，具有理中焦、调升降的作用，且手太阴肺经起于中焦，故兼有主肺气肃降的功能；关元是小肠的募穴，别名丹田，有培肾固本、补气回阳之功；大横是足太阴脾经的经穴，主治大风逆气、四肢不举、多寒、善悲，还具有调整脾脏功能、祛湿、健脾、滑利关节的作用。诸穴合用具有调脾胃、补肝肾之功能。

治则 通腑气，理中焦。

取穴 中脘、关元、大横。

操作 嘱患者取仰卧位，选择较大号罐，用火罐或抽气罐均可，吸拔于中脘、大横、关元，留罐15min左右。每周1次。

按语 饭后1h内不宜拔罐。

足三里保健罐法

足三里是人体最重要的保健要穴之一，应用广泛，为全身强壮要穴，为消化系统常用要穴，对消化系统疾病、循环系统疾病、呼吸系统疾病、泌尿生殖系统疾病、妇产科系统疾病、精神神经系统疾病及五官科系统疾病都有一定的治疗保健作用。自古以来民间有"若要安，三里常不干"之说，原意是用灸法，我们采用拔罐法同样也能起到良好的保健作用。

取穴 足三里。

操作 患者取屈膝坐位，选用小号罐，用火罐或抽气罐均可，拔罐力量尽量大一些，留罐20min左右，以局部出现水泡为度，如果不起泡，留罐30min后起罐，不强求起泡。每月1次。

按语 起泡后若是水泡较小，不必处理，待其自然吸收，如果较大，则用无菌针刺破放液后，局部涂碘伏或龙胆紫药液。

前文中提到拔罐是利用负压原理,把人体的气血集中到某处,重点解决局部问题。气血是治疗身体疾病的重要原料,气血充足,可以抵御病毒入侵,把疾病扼杀在萌芽状态。

拔罐的时候要注意保暖,不能受风,如果上罐后不停地掉,就说明气血比较弱,可以首先只拔罐手心和脚心,逐步再增加其他的,气血弱的人不宜一次上很多罐,容易胸闷气短、极度疲劳感产生。气血不足的人,不要在例假期间拔罐;气血允许,在例假期间拔罐反而有利于治疗时间的缩短。如果是单侧的问题,可以在对称的部位也加罐拔上,因为身体是相同的,这样可以加快治疗进程。如果没有什么不适,纯粹的保健,就拔拔手心脚心即可。如果是针对性治疗,那么拔罐的部位就有选择了。用传统火罐的人一定要注意别烫伤自己。

拔罐后还要注意补充气血,有的人拔罐后会感到疲劳,有想睡的感觉,就应遵从内心感受,睡觉休息,通过休息气血得到补充。还应多喝红糖水、杂粮粥等补充气血的食物。拔罐不要在晚上十点以后,也不要在大出汗的运动之后,容易造成体虚。保健型拔罐时间不用太长,十几分钟足以,如果是治疗型的拔罐时间可以在半小时以上,当然如果初次拔罐,时间也不建议太长,循序渐进的道理,在任何一种养生方式上都是使用的,操之过急往往事倍功半。

走罐与拔罐的区别,就在与一个走字,是动态的,其作用跟刮痧类似,只不过比刮痧多了一层吸力。走罐一般会使用在身体较为平坦的地方,比如腿部、背部。一般是疼的部位要多走,促进疾病的排除,正所谓"通则不痛"。腰部不舒服的,可以在双侧臀部走罐,走过后腰部会倍感轻松。肩背酸疼、感觉筋吊住,可以在肩背走罐,结合刺血拔罐,病邪一出,肩背自然舒适。腿部想减肥的,可以在腿上走罐。走罐时候的表现不一,有的地方会出痧,颜色越是深,越是表明此处堵塞厉害;有的出痧是成片的,有的是一点一点,星星点点分布的;有的地方又什么都不出,仅仅看起来红红一片,这些都是正常的现象。褪痧的速度则又是跟个人体质有关,气血旺盛的相对会快一点。

拔罐的时候心态应平和,不能急于求成,同样的病症,在不同人的身上也会有不同的表现的,所以不能照搬硬套。

拔罐印色素反映如下:

(1)罐印紫黑而暗,一般表示供血不足,行经不畅有血淤现象。

(2)罐印发紫并伴有斑块,一般表示寒凝血淤症。

(3)罐印呈散在紫点状,且深浅就一,表示气滞血淤症。

(4)罐印鲜红而艳,一般表示阴虚,气血两虚或阴虚火旺。

(5)罐印红而暗,表示血脂高,且有热邪。

(6)罐印灰白,触而不温,多为虚寒或湿邪。

(7)罐印表面有皮纹或微痒,表示风邪或湿症。

(8)罐体内壁有水气,表示该部位有湿气。

(9)罐印出现水泡,说明体内湿气重,如果水泡内有血水,是湿热毒的反应。

五谷杂粮话养生

国人以谷物为主的饮食习惯已经沿袭了数千年,早在两千年前的《黄帝内经》一书中,就提出了"五谷为养,五果为助,五畜为益,五菜为充"我们现在所说的"五谷杂粮"其实是个大家庭,包括了多种谷类和豆类食物,比如小米、玉米、糙米、荞麦、大麦、燕麦、甘薯、黑豆、蚕豆、绿豆、豌豆等。

目前,全世界的营养学家都一致认为,与西方发达国家过多动物性食物的饮食结构相比,中国人把日常食物分为谷类食物和其他食物,以谷类食物为主、以其他食物为辅的饮食结构模式是先进的,不但有营养、有利健康,而且有利于节省能源、保护环境。但是以谷类食物为主、其他食物为辅的原则还只是个基础,更重要的是两者的比例控制。

随着经济的发展和人民生活水平的提高,人们的饮食观念正在发生着巨大的变化,现在人们不仅要求吃饱而且要求吃出健康,所以,为了珍贵的健康,让我们走近五谷杂粮,了解五谷杂粮,学会用五谷杂粮去养生治病。

小 米

小儿脾虚泄泻,消化不良:小米 250 克,淮山药 50 克,小米与淮山药共研细末,加水煮糊,加适量白糖服食。

失眠:小米 50 克煎煮,再打入鸡蛋,煮熟即可食用,可起到养心安神之功,用于心血不足,烦躁失眠。

黄白带:小米 50 克,黄芪 20 克,水煎服,治女性妊娠黄白带。

荞 麦

夏季痧症:荞麦面炒香,用适量开水搅成糊状服食。

慢性泻痢:炒荞麦研末,水泛为丸,每次服 6 克,每日 2 次,开水送服,对慢性泻痢有治疗作用。

玉 米

膀胱炎:玉米须 50 克,车前子 18 克,甘草 6 克,或加小茴香 3 克,水煎服,治疗小便不通及膀胱炎、小便疼痛。

尿少、尿频、尿急、尿道灼热疼痛:玉米须、玉米芯各 100 克,水煎去渣代茶饮。

高血压病:玉米须 60 克(干品),水煎服。

糖尿病:玉米 500 克,分 4 次煎服。

黑 米

乌发:取黑芝麻适量,淘洗干净,晒干后炒熟研碎,每次取 25 克,同黑米 50 克煮粥,粥成后加白糖适量,调和食之。

治虚劳:将酸枣 5 克洗净,入锅加适量水煮成汁,再下黑米 100 克熬粥,空腹食之尤佳。此法不但能消除心烦不得睡卧,而且能治虚劳。

明目清热:鲜荷叶 1 张,洗净,煎汤取汁,以汁同黑米 50 克,冰糖少许煮粥,可作为夏日饮料或早点食用。

薏 米

黄疸:薏米 60 克,水煎服,每日 2 次。

腰痛:薏米 60 克,白术 45 克,水煎服。

咯血:薏米 100 克,捣烂,水 200 毫升,入酒少许,分 2 次服用。

扁平疣:取薏苡仁 60 克,与大米混合煮粥食,每日 1 次,连续服用,以愈为度。

高 粱

小便不通:高粱裤(即裹在高粱秆上的叶)5 个,加红糖 150 克,水煎服。

膝痛、脚跟痛：高粱根 7 克，水煎去渣，用汤煮鸡蛋 2 个，加糖少许服。

月经不调：红高粱花，水煎加红糖服。

腹泻：高粱米第二遍糠 30 克，放锅内炒至黄赤色，以有香味为度，除去上面多余的粗壳，每次食 3 克，每日 3 次。

小儿消化不良：高粱 30 克，大枣 10 个，枣去核炒焦，高粱炒黄，共研末 2 岁小孩每次服 6 克，3～5 岁，每次服 9 克，每日服 2 次。

黄 豆

便秘：将黄豆碾碎，取黄豆末 120 克，水煎服，每日 1 剂。

疖肿：黄豆适量，放入水中浸软，加白矾少许共捣烂如泥，外敷患处。

腹泻：黄豆皮，烧炭研末，每次服 10 克，每日 2 次，开水送服，对腹泻有辅助治疗作用。

赤小豆

催奶：赤小豆用酒研末，温服，以渣敷之。

脚气浮肿：赤豆 50 克，花生仁 30 克，谷芽、麦芽各 35 克，红枣 10 个，加水 2000 毫升，煎至 500 毫升，每日 3 次。

疖肿：赤豆同鲤鱼（或鲫鱼）煮汤服食，对利水消肿、治脚气甚为有效，兼治小儿夏日由血虚而致的多发性疖肿。

水肿：赤豆 200 克，煮汤当茶饮。

乳汁不通：赤豆 500 克，煮粥食，可通乳。

黑 豆

牙齿肿痛：用黑豆以酒煮汁，漱之立愈。

多发性神经炎：黑豆、米糠各 50 克，水煎服。

烫伤：黑豆 250 克，煮浓汁，涂患处。

闭经：黑豆 30 克，红花 8 克，水煎后冲红糖 50 克，温服。

便血：黑豆 500 克，炒熟，热酒浸之，去豆饮酒。

盗汗：黑豆、浮小麦各 50 克，水煎服。

蚕 豆

秃疮：鲜蚕豆捣如泥，涂疮上，干则换之。如无鲜者，可将干豆用水泡开，捣敷亦效。

黄水疮:蚕豆壳烧炭研末,加黄丹少许,用香油调敷患处。

天疱疮:蚕豆壳烧炭研末,或加冰片少许,用香油调敷患处。

胎漏:蚕豆壳炒熟研末,每次10克,加白糖少许,开水调服。

产后腹痛:蚕豆梗苗150克,水煎加甜酒服。

吐血、鼻血:蚕豆花阴干研末,每次10克,用开水冲服。

水肿:蚕豆80克,冬瓜皮60克,水煎服。

绿　豆

中暑:绿豆100克,金银花50克,水煎服。

食物及药物中毒:绿豆100克,生甘草100克,水煎服。

腮腺炎:用生绿豆60克置小锅内煮至将熟时,加入白菜心2~3个,再煮约20分钟,取汁顿服,每日2次。

山　药

小儿肠胃机能紊乱:淮山药100克,莲肉50克,麦芽30克,茯苓20克,大米500克,共磨细粉,每次用30克,以白糖煮成糊状食,日服3次。

乳腺增生症:鲜山药100克,川芎10克,白糖20克,同捣烂,加适量汁调为糊状,敷患处,每日换药1次涂后有痒感,2~3小时后痒便自消。

红　薯

咯血、便血:干红薯藤30克,仙鹤草15克,水煎,取汁代茶饮,可很快止血。

遗精:红薯粉适量,开水调服,早晚各1次,连服5天。

夜盲症:红薯叶100克,猪肝200克,水煎,饮汤食肝,每日1剂,连服3日。

急性肠胃炎:干红薯藤30克,干桃花15克,水煎取汁温服每日3次。

芝　麻

乳少:芝麻炒熟研末,入盐少许食之。

便秘:芝麻、桑叶各等份,研末,蜜丸,每次服9克,每日3次。

便血:黑芝麻250克,红糖200克,炒焦研末入红糖搅拌均匀,即可食用。

花　生

乳少:花生米100克,猪蹄1个,共炖服。

久咳、百日咳：花生仁 100 克，文火煎汤调服。

脚气病：生花生仁 100 克，赤小豆 90 克，红枣 90 克，煮汤，1 日饮用数次。

水肿：花生 100 克，蒜头 2 个，煮熟后随意服食，每天 1～2 次。

鼻窦炎：用花生仁 8 粒，放白铁罐内，上糊纸密闭，纸上开一小孔，将罐放火炉上，待冒烟用烟熏鼻孔，每日 1 次。

板　栗

咳嗽、哮喘：用栗子 60 克，五花肉适量，生姜 3 片。

病后虚弱、手足酸软麻木：板栗配用适量红糖，加水煮熟进食，若不嗜甜食，可配猪瘦肉，红枣 4～5 枚同煮，连服 1 周，多可见效。

尿频：栗子 200 克于火炉热灰中煨熟或用水煮熟，剥皮食用，能辅助治疗因肾虚引起的久婚不育、腰腿无力、尿频等症。

肾虚：栗子能补肾，以风干栗子加杜仲 12 克煲汤，先饮汤后食栗。

南　瓜

烧伤：南瓜瓤捣烂敷伤口。

下肢溃疡：南瓜瓤捣烂敷患处，或晒干研粉撒患处。

驱虫：南瓜子研末，开水调服，每次 1 匙，每日 2 次，连服 5 日。

习惯性流产：南瓜蒂放瓦上烧炭存性，研末，每次开水送服 1 个，自怀孕第 2 个月起，每月服 1 次。

哮喘：南瓜 1 个(500 克左右)，蜂蜜 60 克，冰糖 30 克先在瓜顶端开口，挖去部分瓜瓤，放入蜂蜜、冰糖，盖好，放在盘子上蒸 1 个小时即可每日早晚各服 1 次，连服 7 天。

莲　子

久痢不止：老莲子 30 克(去芯)研为末，每次服 3 克，陈米汤调下。

梦遗泄精：莲肉、益智仁、龙骨各等份，研为细末，每次服 6 克，空腹用清米汤调下。

失眠：莲子芯 30 个，水煎，加盐少许，睡前服。

月经过多：莲子 50 克，冰糖 25 克，炖熟食之，并喝汤。

高血压病：莲子芯 15 克，水煎当茶饮。

常见食物保健作用表

食物的分类依其要求不同而有多种方法在以往有关食疗文献中，多按其来源进行划分这种分类方法，虽有其优点但从保健学的要求来看，它不利于系统掌握食物保健作用的规律和特点。不同的食物具有不同的保健作用，因此，也可根据食物的保健作用分类，一般可从补益、温里、理气、理血、消食、祛湿、清热、化痰止咳平喘、解表、收涩等方面进行划分和归类，具体分类见下表。

常见食物保健作用表

类　别		常见食物
补气类		人参、山药、马铃薯、香菇、红枣、栗子、鸡肉、猪肚、猪肾、牛肉、鳝鱼、泥鳅、粳米、糯米、扁豆、蜂蜜
补阳类		冬虫夏草、胡桃仁、韭子、麻雀肉
补血类		胡萝卜、菠菜、龙眼肉、荔枝、葡萄、花生、猪肝、猪心、猪蹄、阿胶
补阴类		银耳、黄精、百合、枸杞子、松子、向日葵籽、乌骨鸡、鸡蛋、鸭肉、猪肉、猪脑、牛乳、龟肉、鳖肉、鲍肉、牡蛎肉、黑芝麻
温里类		韭菜、辣椒、鲢鱼、草鱼、肉桂、干姜、茴香、花椒、赤砂糖
理气类		橘子、荞麦、刀豆、豌豆、木香、玫瑰花、茉莉花
理血类	止血类	小蓟、藕、马兰、茄子、黑木耳、猪肠、槐花
	活血类	蕺菇、桃仁、河蟹、醋、红花
消食类		萝卜、山楂、鸡肉金、麦芽、谷芽、锅灰
祛湿类	利水渗湿类	冬葵叶、茵陈蒿、荠菜、金针菜、莴苣、冬瓜、鲤鱼、薏苡仁、赤小豆
	芳香化湿类	砂仁、白豆蔻、草豆蔻、草果
	祛风湿类	海棠、鹿蹄肉、金环蛇、虎骨
清热类		水芹、椿叶、蕺菜、马齿苋、蒲公英、茭白、苦瓜、黄瓜、西瓜、香蕉、甘蔗、橄榄、蚌肉、粟米、绿豆、豆腐、金银花、茶叶
化痰止咳平喘类	化痰类	桔梗、龙须菜、紫菜、昆布、海蜇头、芋、笋、丝瓜、芥菜、梨、冬瓜子
	止咳平喘类	甜杏仁、银杏、枇杷、罗汉果、柿饼、猪肺
解表类	辛温解表	紫苏叶、荆芥、香薷、生姜、葱白、白芷
	辛凉解表	桑叶、菊花、薄荷、葛根、淡豆豉
收涩类		山茱萸、莲子、芡实、酸石榴、乌梅、鸡肠、浮小麦

常见食物功效速查表

只有将各种食物合理搭配,尽量做好食物的多样化,才能使人体得到各种不同的营养,才能满足各种生命活动的需要。正因为如此,我国现存最早的医学典籍《黄帝内经》中就设计了一套甚为适合人们饮食养生的基本食谱,它提出谷果肉菜合理搭配,食谱宽广,五味具备,各入五脏而补精气,满足人体的营养需求,从而使体内"阴阳平衡"。具体来说,不同食物各有其不同功效,分类可见下表。

常见食物功效速查表

食物 类别	功效
五谷类	玉米补中健胃,除湿利尿;黄豆补中益气,清热解毒,利湿消肿;黑豆补肾滋阴,补血明目,利水消肿;绿豆补中益气,和调五脏,清凉防暑,利尿生津;粳米补脾养胃,益气血,和五脏;糯米补中益气,温脾暖胃;小麦养心安神,益脾厚肠,补气养血;粟米补中益气,养胃益肾;高粱健脾益中,温中固肠
蔬菜类	韭菜温阳补虚,行气理血;莴笋利五脏,通经脉,强筋骨,宽胸理气;大蒜温中散寒,行气消积,解毒杀虫;大葱发表散寒,通阳利窍;胡萝卜益气生血,健胃消食,明目养肝;萝卜宽中下气,化痰消积,清热解毒,凉血生津;马铃薯健脾益气,和胃调中;莲藕健脾开胃,润肺生津,凉血清热;木耳益气补脑,润肺生津,止血凉血;香菇补气健脾,和胃益肾;海带消痰软坚,清热利水;冬瓜益气生津,清热利水;黄瓜清热止渴,利水解毒;南瓜补中益气,利水解毒,杀虫;番茄健脾消食,生津止渴,清热利尿,凉血平肝;茄子清热和血,宽肠解毒;辣椒温中散寒,开胃消食,除湿发汗
五果类	杏生津止渴,润肺定喘;栗子补肾强筋,健脾益气,活血止血;西瓜清热解暑,生津利尿;梨养阴生津,润肺止咳,清热化痰;桃益气生津,活血消积,润肠通便;李清热生津,利水行瘀

204

拔罐疗法常用穴位索引

索引

205